技能型人才培养"十三五"规划实训教材

外科护理实训指导

主　编　马文斌　黄正美

副主编　韦桂祥　黄湄景　刘志超　黄炳磊

编　者（按姓氏笔画排序）

马文斌　王丽艳　韦凤林　韦寿宏

韦桂祥　卢　清　刘志超　农　艳

林　曦　黄正美　黄炳磊　黄湄景

梁雪敏　蒙秉芳　蒙星宇

西安交通大学出版社
XI'AN JIAOTONG UNIVERSITY PRESS

图书在版编目(CIP)数据

外科护理实训指导/马文斌,黄正美主编. —西安:西安交
通大学出版社,2017.8
技能型人才培养"十三五"规划实训教材
ISBN 978 - 7 - 5605 - 9945 - 8

Ⅰ.①外…　Ⅱ.①马…　②黄…　Ⅲ.①外科学-护理学-
教学参考资料　Ⅳ.①R473.6

中国版本图书馆 CIP 数据核字(2017)第 187522 号

书　　名	外科护理实训指导
主　　编	马文斌　黄正美
责任编辑	杨　花

出版发行	西安交通大学出版社
	(西安市兴庆南路 10 号　邮政编码 710049)
网　　址	http://www.xjtupress.com
电　　话	(029)82668357　82667874(发行中心)
	(029)82668315(总编办)
传　　真	(029)82668280
印　　刷	陕西日报社

开　　本	787mm×1092mm　1/16　　印张　7.75　　字数　179 千字
版次印次	2018 年 8 月第 1 版　　2018 年 8 月第 1 次印刷
书　　号	ISBN 978 - 7 - 5605 - 9945 - 8
定　　价	24.00 元

技能型人才培养"十三五"规划实训教材
建设委员会

FOREWORD
前　言

随着国家护理事业的蓬勃发展,临床护理技术日新月异,对合格护士的要求越来越高,这就对我校的护理教育提出了更高的要求。《外科护理实训指导》就是为了加强学生的实践操作能力,适应新时期的实践教学需要而编写的。

外科护理学是护理专业的核心课程,对将来学生能否胜任临床工作至关重要,我们根据临床工作中对护士的基本操作要求,结合全国护士资格考试大纲,对传统的实训内容进行了整合,并对实训形式进行了改革,采用了以临床情景教学为主的方法,重点培养学生处理临床实际情况的能力,特此编写《外科护理实训指导》一书。

在编写过程中得到西安交通大学出版社大力支持,在此深表谢意!

为保证教材的新颖、实用和准确,各位编写人员尽自己最大的努力,多次修改,但由于时间仓促,编写水平有限,难免会有错漏之处,敬请广大读者提出宝贵意见。

编　者

2018 年 5 月

CONTENTS

目 录

手术患者的备皮

实训一

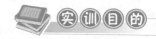

(1)掌握备皮方法及目的。

(2)熟悉备皮操作步骤及注意事项。

(3)能独立完成备皮操作。

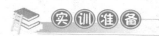

1. 护士准备

着装符合要求、修剪指甲、洗手。

2. 环境准备

操作前半小时停止一切清扫工作。

3. 用物准备

治疗盘内盛剃毛刀、刀片、弯盘、纱布、橡胶单、治疗巾、毛巾,汽油,棉签,手电筒,肥皂,软毛刷,脸盆盛温水,屏风(骨科手术备手刷、70％酒精、无菌巾及绷带)。

4. 患者准备

提前向患者说明备皮的目的、意义、注意事项及配合方法。

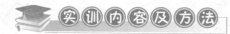

(一)评估

(1)评估病情及手术部位。

(2)评估环境。

(二)备皮目的

在不损伤皮肤完整性的前提下减少皮肤细菌数量,降低手术后切口感染率。

(三)备皮范围

1. 乳腺癌手术

上起下颌,下至脐平,前至健侧锁骨中线,后过腋后线,包括患侧上臂上 1/3 皮肤及腋毛(图 1-1)。

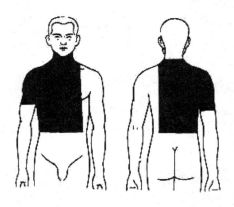

图 1-1　乳腺癌手术(胸部手术的备皮范围)

2. 上腹部手术

上平乳头连线,下至耻骨联合两侧到腋后线,剃净阴毛,清洁脐孔(图 1-2)。

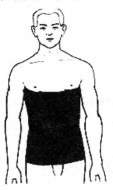

图 1-2　上腹部手术

3. 大隐静脉曲张手术

上平脐、下至患侧整个肢体,两侧到髂嵴,剃净阴毛。

4. 妇科腹部手术

上起剑突弓,下达耻骨联合及大腿内侧上 1/3,双侧至腋中线。

5. 妇科阴道手术

上起耻骨联合以上 10cm 左右,包括腹股沟大腿内侧上 1/3 处,下至肛门以下 5cm,两侧至腋中线。

6.头部手术

头部及前额（图1-3）。

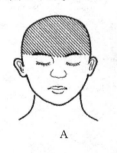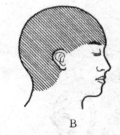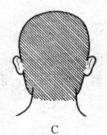

A   B   C

图1-3 头部手术

7.颈部手术

颈前部手术上至下唇，下至乳头，两侧至斜方肌前缘（图1-4）。

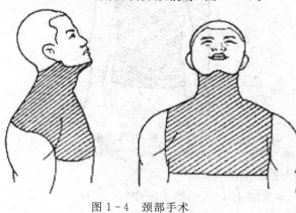

图1-4 颈部手术

8.胸部手术

侧卧位前后过腋中线，上至锁骨及上臂上1/3，下过肋缘（图1-5）。

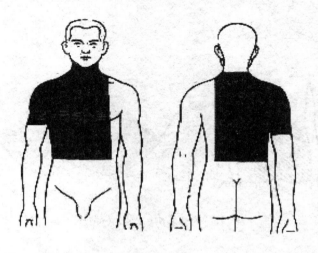

图1-5 胸部手术

9.乳腺根治手术

前至健侧锁骨中线,后至腋后线,上过锁骨及上臂,下过脐平行线。如大腿取皮,大腿过膝,周围消毒。

10.腹部手术

(1)上腹部手术上至乳头,下至耻骨联合,两侧至腋中线。

(2)下腹部手术上至剑突,下至大腿上 1/3,两侧至腋中线(图 1-6)。

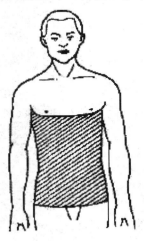

图 1-6　腹部手术

11.腹股沟区及阴囊部手术

上至脐平行线,下至大腿上 1/3,两侧至腋中线(图 1-7)。

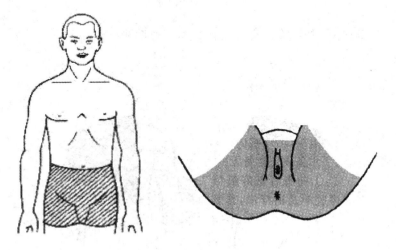

图 1-7　腹股沟区及阴囊部手术

12.肾脏手术

前后过腋中线,上至腋窝,下至腹股沟(图1-8)。

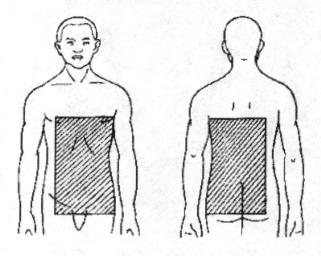

图1-8　肾脏手术

13.会阴部手术

耻骨联合,肛门周围及臀部、大腿上1/3内侧(图1-9)。

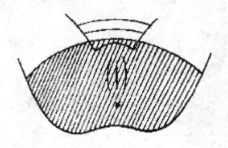

图1-9　会阴部手术

14.四肢手术

周围消毒,上下各超过一个关节(图1-10)。

(四)操作步骤

(1)核对患者及其手术部位,将患者接到备皮室或携用物至床旁安置屏风。

(2)解释备皮的目的,铺好橡胶单、治疗巾,暴露手术部位。

(3)用软毛刷蘸肥皂水或液涂局部,一手用纱布按紧皮肤,另一手持剃毛刀顺毛方向分区剃净毛发。

(4)用毛巾浸温水洗去局部毛发和肥皂水或液,腹部手术要用棉签蘸汽油清洗脐部污垢。

(5)用手电筒照射仔细检查是否剃净。

(6)督促能活动患者自行沐浴、洗头、修剪指(趾)甲,更换清洁衣裤。

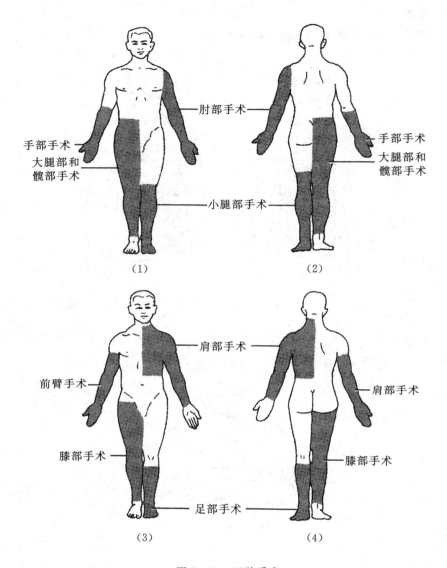

图 1-10　四肢手术

（7）骨科手术的备皮范围，用 70％酒精消毒及无菌巾覆盖，并用绷带包扎。提前三天进行，每天一次消毒包扎。

（8）整理用物进行预处理，安置好患者体位。

（9）洗手、记录。

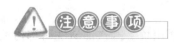

（1）除非毛发妨碍手术操作，否则不要备皮。

（2）如必须备皮，使用专用备皮器或者脱毛剂。

（3）尽量保持皮肤完整性。

（4）尽量靠近手术开始时间以进行备皮。

（5）备皮需在手术当天进行，而且备皮过程的执行应在手术室之外。

（6）只应对妨碍手术进行的毛发部位进行备皮。

（7）应使用备皮器进行备皮，备皮器可以是一次性使用的电动/电池备皮器，也可以是重复使用的备皮器，前提是可重复使用的备皮器头应消毒后才可以在下一位患者身上使用。

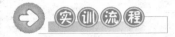

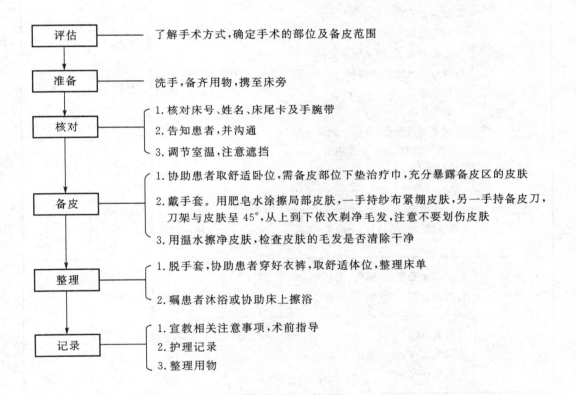

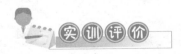

详见考核参考标准。

实训一　手术患者的备皮考核参考标准

项　目	要　求	量分	得分
用物准备	治疗盘内盛剃毛刀、刀片、弯盘、纱布、橡胶单、治疗巾、毛巾，汽油，棉签、手电筒，肥皂，软毛刷、脸盆盛温水、屏风（骨科手术备手刷、70％酒精、无菌中及绷带） （缺一种扣2分）	28	
实训操作	1. 评估患者 2. 安置体位 3. 暴露备皮区 4. 确定范围 5. 备皮者准备、清洗区部皮肤 6. 滑石粉或肥皂水涂擦 7. 剔净毛发 8. 清洗皮肤 9. 用手电筒观察、清理皮肤及毛发 10. 使用后的整理、安置患者 11. 记录 （缺少一步扣5分） 提问注意事项 （每说错一个项目扣5分）	72	
熟练程度	1. 局部无毛发、无损伤、无划痕 2. 操作规范、动作熟悉、敏捷	5 5	
职业规范行为	1. 服装、鞋帽整洁 2. 仪表大方、举止端庄 3. 态度和蔼	4 3 3	

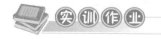 实训作业

书写实验报告。

实训一 手术患者的备皮实验报告

姓名		实训日期		学号	
班级		带教老师		评分	

一、实训目的

二、用物准备

三、操作步骤

四、注意事项

老师签名：

批阅时间：

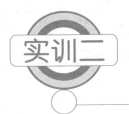

实训二　手术前外科洗手

(1)掌握手术室医护人员规范的手术前外科洗手准备流程和方法。

(2)熟悉外科洗手的目的。

(3)能过独立进行外科洗手。

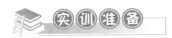

1.护士准备

着装符合要求、修剪指甲、洗手、换鞋、更换洗手衣、戴帽子、戴口罩。

2.环境准备

洗手间、手术间,操作前半小时停止一切清扫工作。

3.用物准备

拖鞋、刷手池、消毒肥皂液、手刷、无菌巾、0.5%碘伏消毒液、灭菌王。

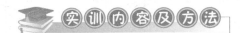

(一)洗手目的

(1)清除指甲、手、前臂的污物和暂居菌。

(2)将长居菌减少到最低程度。

(3)抑制微生物的快速再生。

(4)防止手术切口感染。

(二)操作步骤

1.更鞋、洗手衣,戴帽子、口罩

2.外科洗手

(1)肥皂刷洗酒精浸泡法(目前已淘汰)。

1)用肥皂清洗手臂做一般清洁,流水冲净。

2)取第一把手刷,蘸肥皂液刷手、臂。洗刷部位分三段:手、腕和前臂、肘和肘上 10 cm 范围。按指尖、指甲下缘、指甲、甲沟、指掌、指内外侧、指间、指背、手掌、手背、腕、前臂、肘、肘上 10 cm 的顺序,左右交替进行。刷洗时要均匀,不得漏刷,动作稍快,并适当用力。每刷一次 3

分钟左右。

3)用流水冲净肥皂液。将双手抬高,手指朝上肘朝下,冲洗时从手开始使水自手部流向肘部。

4)再取第二把手刷刷洗,方法相同。反复刷洗 3 遍共约 10 分钟。

5)取无菌毛巾擦干手及臂。用无菌毛巾一块擦干双手后对折成三角形,放置于腕部并使三角形的底边朝近端,另一手抓住下垂两角拉紧、旋转、逐渐向近端移动至肘上 10cm,再将小毛巾翻折,用同样的方法擦干另一手臂。

6)双手伸入盛有 70％乙醇的泡手桶中浸泡 5 分钟。浸泡时要淹没肘上 6cm,手指分开。

7)洗手消毒完毕,保持拱手姿势。

(2)碘伏刷手法(个别基层医院使用)。

1)按肥皂液刷手法刷手一遍(3 分钟),流水冲净,无菌巾擦干。

2)取 0.5％碘伏纱布自指尖至肘上 6cm 涂擦,同法擦另一侧手臂(3 分钟)。更换纱布涂擦第 2 遍。

3)拱手待干。

(3)手消毒剂(灭菌王)洗手法。

1)修剪指甲、锉平甲缘,清除指甲下的污垢。

2)流动水冲洗双手、前臂和上臂下 1/3。

3)取适量皂液或其他清洗剂按七步洗手法清洗双手、前臂和上臂下 1/3,用无菌巾擦干。

4)取适量手消毒剂,用手刷按肥皂刷洗方法刷洗一遍,用清水冲洗,无菌毛巾擦干。

5)取适量手消毒剂按七步洗手揉搓双手、前臂和上臂下 1/3,至消毒剂干燥(图 2-1)。

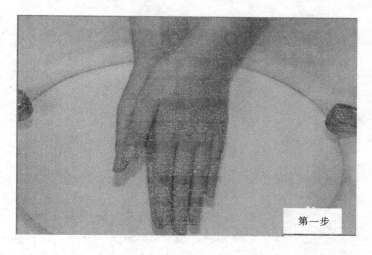

第一步

(1)湿润双手,将手上涂满肥皂,上手掌心对掌心相互的揉搓

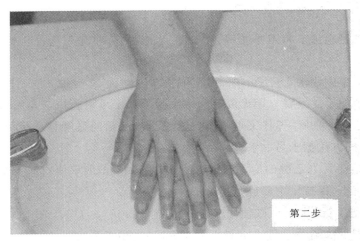

第二步

（2）两手手指交错，掌心对手背揉搓，并交换双手，同上步骤再来一次

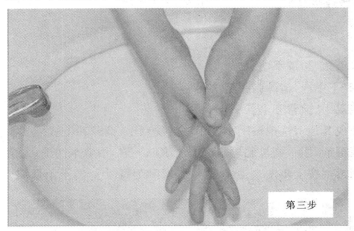

第三步

（3）掌心相对，双手手指交叉，沿着手指的指缝相互揉搓

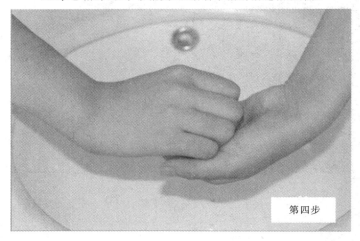

第四步

（4）两只手相互握住，一手手掌大拇指揉搓另一只手的指背，并交换双手，同上步骤再来一次

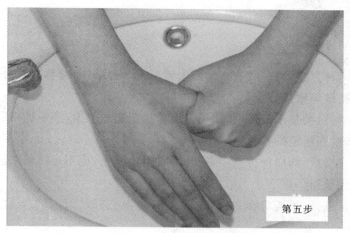

第五步

（5）一只手握拳将另一只手的大拇指握住，并旋转揉搓，交换双手，同上步骤再来一次

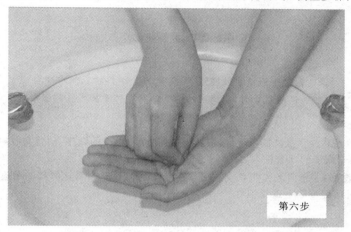

第六步

（6）一只手手指并齐在另一只手掌心中揉搓，交换双手，同上步骤再来一次

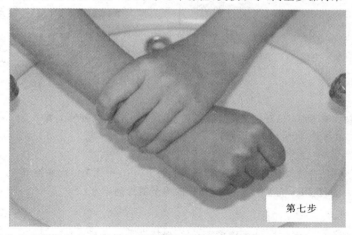

第七步

（7）一只手的手掌握住另一只手的手腕部分，旋转揉搓，交换双手，同上步骤再来一次

图 2-1 七步洗手法

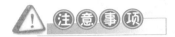

(1)不论采用何种方法,均应按从指间到上臂下 1/3 的顺序,交替刷洗两手及手臂,特别注意指甲缘、甲沟和指蹼等皱折处。

(2)冲洗时,保持肘关节于最低位,擦手毛巾应从指间向上擦,决不能来回擦手。使用后的海绵、刷子等,应当放在指定的容器中,一用一消毒。

(3)洗手消毒完毕后,均应保持拱手姿势,手臂不能下垂,也不可接触未经消毒的物品。

(4)手部皮肤无破损。

(5)手部不佩带戒指、手镯等饰物。

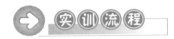

先摘除手部饰物,并按要求修剪指甲

↓

取适量洗手液认真揉搓双手、前臂和上臂下 1/3,流水冲净
注意:清洁双手时,应清洁指甲下的污垢和手部皮肤的皱褶处

↓

取无菌刷蘸取洗手液洗刷两手臂,按从指尖到肘上 10cm 的顺序,两臂交替刷洗,
不得漏刷,刷洗约 3 分钟,以流水冲净
注意:冲洗时,手指向上肘朝下,水由手、上臂至肘部淋下,不得让肘部的水返流到手,
并勿在肘后部皮肤上遗留泡沫

↓

另取无菌刷蘸取洗手液洗刷两手臂,方法同上,以流水冲净

↓

刷洗完后,使用无菌毛巾彻底擦干双手、前臂和上臂下 1/3
注意:1.由手向肘部擦干;2.手、臂不可触碰他物,如误触
他物,必须重新刷洗

↓

取手消毒液 3～5ml 认真揉搓至双手的每个部位、前臂和上臂下 1/3,
充分揉搓 2～6 分钟待自然干燥

用洁净流动水冲净双手、前臂和上臂下 1/3,用无菌巾彻底擦干
(如使用免洗手消毒剂,则充分揉搓至消毒剂干燥)

↓

洗手消毒完毕后,保持拱手姿势
(双手远离胸部 30cm 以外,手臂不能下垂)

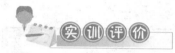 实训评价

详见考核参考标准。

实训二 手术前外科洗手考核参考标准

项 目	要 求	量分	得分
用物准备	拖鞋、刷手池、消毒肥皂液、手刷、无菌巾、0.5％碘伏消毒液、灭菌王 （缺一种扣 2 分）	28	
实训操作	1. 更鞋、洗手衣,戴帽子、口罩 2. 摘除手部饰物,并按要求修剪指甲 3. 洗手液认真揉搓双手、前臂和上臂下 1/3 4. 无菌刷蘸取洗手液洗刷两手臂,按从指尖到肘上 10cm 5. 刷洗完后,使用无菌毛巾彻底擦干双手、前臂和上臂下 1/3 6. 将手消毒液 3~5ml 认真揉搓至双手的每个部位、前臂和上臂下 1/3 7. 用洁净流动水冲净双手、前臂和上臂下 1/3,用无菌巾彻底擦干 8. 洗手消毒完毕后,保持拱手姿势 （缺少一步扣 5 分） 提问注意事项 （每说错一个项目扣 5 分）	52	
熟练程度	10 分钟内完成 操作规范、动作熟悉、敏捷	5 5	
职业规范行为	1. 服装、鞋帽整洁 2. 仪表大方、举止端庄 3. 态度和蔼	4 3 3	

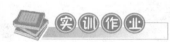 实训作业

书写实验报告。

实训二 手术前外科洗手实验报告

姓名		实训日期		学号	
班级		带教老师		评分	

一、实训目的

二、用物准备

三、操作步骤

四、注意事项

老师签名:

批阅时间:

实训三 穿手术衣

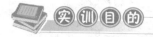

（1）掌握手术室医护人员穿手术衣的流程和方法。

（2）熟悉穿手术衣的注意事项。

（3）能熟练进行穿手术衣。

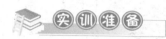

1. 护士准备

着装符合要求，修剪指甲，洗手，换鞋、洗手衣，戴帽子、口罩。

2. 环境准备

洗手间、手术间。

3. 用物准备

拖鞋、刷手池、消毒肥皂液、手刷、无菌巾、0.5％碘伏消毒液、无菌手术衣、器械台、持物钳。

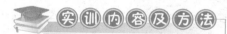

（一）穿手术衣目的

手术人员穿无菌手术衣，形成无菌区实施手术，避免手术部位感染。

训练正确更鞋、戴帽子、口罩，穿洗手衣，刷手，穿无菌手术衣，戴无菌手套。

（二）环境评估

操作环境是否符合要求，备清洁干燥的治疗台。

（三）穿手术衣步骤

1. 传统后开襟手术衣穿法

（1）外科洗手后，取手术衣（手不得触及下面的手术衣），双手提起衣领两端，远离胸前及手术台和其他人员，认清手术衣无菌面，抖开手术衣，反面朝向自己。将手术衣向空中轻掷，两手臂顺势插入袖内，并略向前伸。

（2）由巡回护士在身后协助拉开衣领两角并系好背部衣带，穿衣者将手向前伸出衣袖（可两手臂交叉将衣袖推至腕部,或用手插入另一侧手术衣袖口内面,将手术衣袖由手掌部推至腕部,避免手部接触手术衣外面)。

　　3)穿上手术衣后,稍弯腰,使腰带悬空(避免手指触及手术衣),两手交叉提起腰带中段(腰带不交叉)将手术衣带递于巡回护士。

　　(4)巡回护士从背后系好腰带(避免接触穿衣者的手指)。

　　(5)穿手术衣时,不得用未戴手套的手拉衣袖或接触其他处,以免污染(图3-1)。

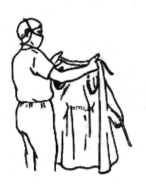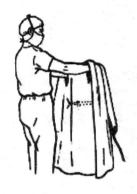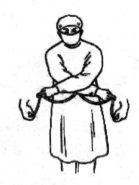

图3-1　穿传统手术衣

　　2.全遮盖式手术衣穿法

　　(1)取手术衣,双手提起衣领两端向前上方抖开,双手插入衣袖中。

　　(2)双手前伸,伸出衣袖,巡回护士从身后协助提拉并系好衣带。

　　(3)戴好无菌手套。

　　(4)提起腰带,由器械护士接取或由巡回护士用无菌持物钳接取。

　　(5)将腰带由术者身后绕到前面。

　　(6)术者将腰带系于腰部前方,带子要保持无菌,使手术者背侧全部由无菌手术衣遮盖(图3-2)。

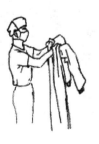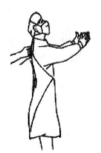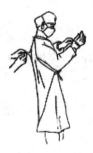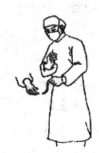

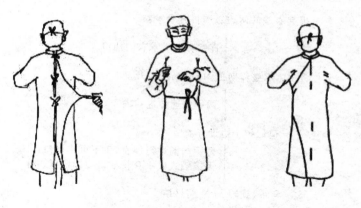

图 3-2　穿全遮盖式手术衣

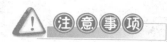

（1）手术衣必须清洁干燥。

（2）避免手术衣的潮湿、污染。

（3）手术衣不可触有菌区域或有菌物品。

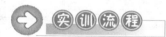

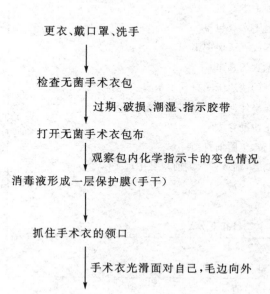

更衣、戴口罩、洗手

检查无菌手术衣包

过期、破损、潮湿、指示胶带

打开无菌手术衣包布

观察包内化学指示卡的变色情况

消毒液形成一层保护膜（手干）

抓住手术衣的领口

手术衣光滑面对自己，毛边向外

提起衣领的两边缘端抖开手术衣

↓

直到看到手术衣内袖口

将手术衣整体向上10cm高度抛开

↓

两手快速伸进袖内

巡回护士协助穿衣

↓ 两手向前平行伸直,手不可出袖口,
无接触式戴手套将袖口边缘压紧包住

解带、旋转、于腰前打结

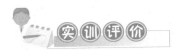

详见考核参考标准。

实训三　穿手术衣考核参考标准

项　目	要　求	量分	得分
用物准备	拖鞋、刷手池、消毒肥皂液、手刷、无菌巾、0.5%碘伏消毒液、灭菌王、器械台、无菌手术衣 (缺一种扣2分)	18	
实 训 操 作	1.更鞋、洗手衣,戴帽子、口罩 2.检查无菌手术衣包 3.打开无菌手术衣包布 4.消毒液形成一层保护膜 5.抓住手术衣的领口 6.提起衣领的两边缘端抖开手术衣 7.将手术衣整体向上10cm高度抛开 8.巡回护士协助穿衣 9.解带、旋转、于腰前打结 10.双手旋转胸前或插入胸前口袋中待手术 (缺少一步扣5分) 提问注意事项 (每说错一个项目扣5分)	62	
熟练 程度	10分钟内完成	5	
	操作规范、动作熟悉、敏捷	5	
职业规范 行为	1.服装、鞋帽整洁	4	
	2.仪表大方、举止端庄	3	
	3.态度和蔼	3	

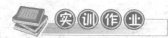 实训作业

书写实验报告。

实训三　穿手术衣实验报告

姓名		实训日期		学号	
班级		带教老师		评分	

一、实训目的

二、用物准备

三、操作步骤

四、注意事项

　　　　　　　　　　　　　　　　　　　　老师签名：

　　　　　　　　　　　　　　　　　　　　批阅时间：

实训四 戴无菌手套

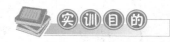

（1）掌握手术室医护人员规范带无菌手套的流程和方法。

（2）熟悉带无菌手套的目的。

（3）能进行正确地戴无菌手套。

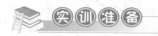

1.护士准备

着装符合要求、修剪指甲、洗手、换鞋、洗手衣、戴帽子、口罩。

2.环境准备

洗手间、手术间。

3.用物准备

拖鞋、刷手池、消毒肥皂液、手刷、无菌巾、0.5％碘伏消毒液、无菌手术衣、无菌手套、器械台、持物钳。

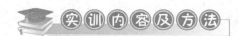

正确更鞋、戴帽子、口罩、穿洗手衣、刷手、穿无菌手术衣、戴无菌手套。

（一）带无菌手套的目的

执行无菌操作时，确保无菌效果。

（二）环境评估

操作环境是否符合要求，备清洁干燥的治疗台。

（三）实施操作步骤

戴干手套是先穿手术衣后戴手套；如果是带湿手套是先戴手套后穿手术衣。

（1）评估环境。

（2）修剪指甲，取下手表。

（3）备清洁干燥的治疗台。

（4）洗手、戴口罩。

（5）核对无菌手套袋外的号码。

（6）检查无菌手套外包装有无潮湿、破损，是否在有效期内。

（7）沿开口指示方向撕开无菌手套外包装，摊开内层。

（8）若为经高压蒸汽灭菌的干手套，取出手套夹内无菌滑石粉包，轻轻敷擦双手，使之干燥光滑。

（9）两手分别捏住两只手套的翻折部分同时取出一双手套（未戴手套的手不可触及手套的外面）。将手套取出，将两手套的五指对准，使手套两拇指掌心相对（图4-1）。

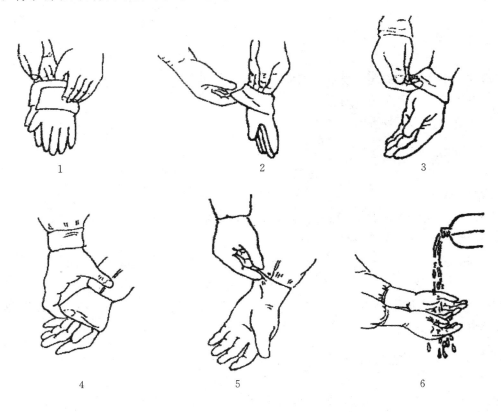

图4-1　戴无菌手套

（10）先戴一只手，将一手插入手套内，对准手套内五指轻轻戴上。注意手勿触及手套外面。

（11）用已戴无菌手套的手指插入另一手套的反折内面，协助未戴手套的手插入手套内，将手套轻轻戴上、戴好（戴了手套的手不可触及手套的内面及未戴手套的手）。

（12）将手套翻边扣套在工作服衣袖外面，双手对合交叉调整手套位置，戴手套后如发现有破洞应当立即更换。

（13）用无菌盐水将手套上的滑石粉冲洗干净。

（14）脱手套：一手捏住另一手套腕部外面，翻转脱下；再以脱下手套的手插入另一手套内，将其往下翻转脱下。

（15）将用过的手套放入医用垃圾袋内按医疗废物处理。

（16）洗手，取口罩。

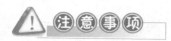 **注意事项**

（1）戴手套前要先观察手套外包是否完整，使用日期是否在有效日期内。

（2）戴手套前要修剪指甲，取下手表。

（3）戴手套时，防止手套外面（无菌面）触及任何非无菌物品；如手套有破洞，应立即更换。

（4）没有戴无菌手套的手，只允许接触手套套口的向外翻折部分，不能碰到手套的外面。

（5）先用右手插入右手手套内，注意勿触及手套外面；再用已戴好的右手指插入左手手折部的内侧面，帮助左手插入手套内。已戴手套的右手不可触碰左手皮肤。

（6）将手套翻折部翻回手术衣袖口。必要时可用无菌盐水冲净手套外面的滑石粉。在手术开始前，双手应放于胸前。

（7）戴好手套的手始终保持在腰部以上水平、视线范围内。

（8）脱手套时，应翻转脱下。

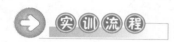 **实训流程**

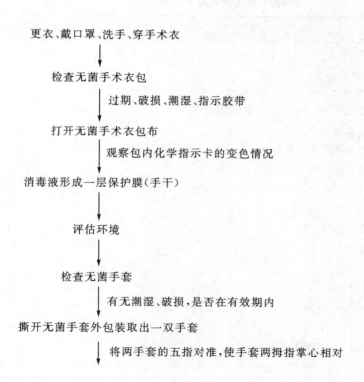

更衣、戴口罩、洗手、穿手术衣
↓
检查无菌手术衣包
↓　过期、破损、潮湿、指示胶带
打开无菌手术衣包布
↓　观察包内化学指示卡的变色情况
消毒液形成一层保护膜（手干）
↓
评估环境
↓
检查无菌手套
↓　有无潮湿、破损，是否在有效期内
撕开无菌手套外包装取出一双手套
↓　将两手套的五指对准，使手套两拇指掌心相对

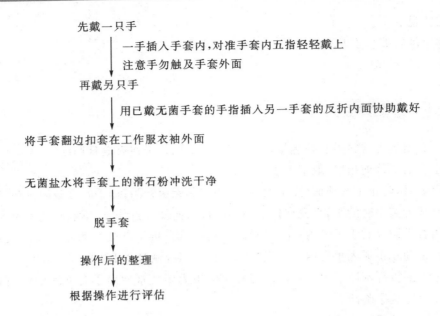

先戴一只手
└─ 一手插入手套内,对准手套内五指轻轻戴上
   注意手勿触及手套外面

再戴另只手
└─ 用已戴无菌手套的手指插入另一手套的反折内面协助戴好

将手套翻边扣套在工作服衣袖外面
↓
无菌盐水将手套上的滑石粉冲洗干净
↓
脱手套
↓
操作后的整理
↓
根据操作进行评估

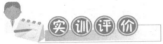

详见考核参考标准。

实训四 戴无菌手套考核参考标准

项 目	要 求	量分	得分
用物准备	拖鞋、洗手衣、口罩、手术帽、器械台、无菌手术衣、无菌手套 (缺一种扣3分)	21	
实训操作	1. 更鞋、洗手衣,戴帽子、口罩、穿手术衣 2. 检查无菌手术衣包 3. 打开无菌手术衣包布 4. 检查手套 5. 打开手套包皮 6. 提起手套 7. 先戴一只手 8. 再戴另一只手 9. 脱手套 10. 用物整理 (缺少一步扣5分) 提问注意事项 (每说错一个项目扣5分)	59	

续表

项　目	要　求	量分	得分
熟练程度	5分钟内完成	5	
	操作规范、动作熟悉、敏捷	5	
职业规范行为	1.服装、鞋帽整洁	4	
	2.仪表大方、举止端庄	3	
	3.态度和蔼	3	

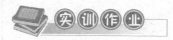

书写实验报告。

实训四　戴无菌手套实验报告

姓名		实训日期		学号	
班级		带教老师		评分	

一、实训目的

二、用物准备

三、操作步骤

四、注意事项

老师签名：

批阅时间：

实训五　　消毒铺巾

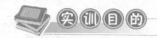

（1）掌握消毒铺巾的操作步骤及注意事项。

（2）熟悉消毒铺巾的目的。

（3）能完成消毒铺巾,具有团队协作精神。

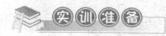

1.护士准备

着装符合要求、修剪指甲、洗手、穿无菌手术衣、戴无菌手套。

2.环境准备

手术室温湿度适宜。

3.用物准备

手术包、无菌器械台。

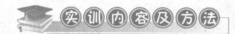

（一）评估

（1）评估患者病情及手术部位、手术名称、手术方式。

（2）评估患者心理状况。

（二）消毒铺单的目的

手术区消毒旨在消灭拟作切口处及其周围皮肤的微生物,使其达到无菌的要求;手术区铺巾目的是保证将手术区域和周围隔离。

（三）操作步骤

1.手术区皮肤消毒

以 0.5% 碘伏消毒为例。消毒主要由器械护士和第一助手完成。

（1）安置体位:以腹部探查手术为例,麻醉后安置平卧位(图 5-1)。

29

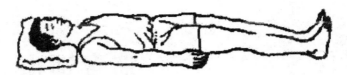

图 5-1 平卧位

(2)暴露腹部:脱去上、下衣暴露手术部位,上平脐以上,下至耻骨联合以下(图 5-2)。

(3)器械护士将盛浸蘸 0.5%碘伏纱布的消毒杯与敷料钳递给消毒者。

(4)第一遍消毒通常由手术区中心开始,向周围皮肤无遗漏地均匀涂布碘伏,注意碘伏不能浸蘸过多,以免碘伏从消毒区流至其他部位。消毒范围:包括切口周围 15～20cm 的区域(图 5-3)。

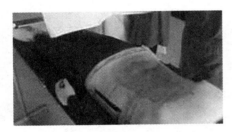

图 5-2 腹部手术

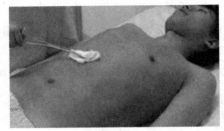

图 5-3 消毒

(5)同法消毒第二遍。

(6)同法消毒第三遍,但消毒范围小于前两遍,完成消毒过程。

(7)如为污染或感染伤口以及肛门等处皮肤的消毒,涂布消毒液的方向为由手术区周围向中心。

(8)皮肤消毒完毕,铺无菌单。

2.协助铺巾(腹部手术)

以清洁腹正中切口,行外科手消毒但未穿手术衣铺巾为例。手术区皮肤消毒后,由执行消毒的医师及器械护士协同做手术区无菌巾单的铺放,顺序是先铺无菌巾,再铺盖无菌单。无菌巾单的铺盖方法因手术部位而异,总的原则是要求将患者的全身遮盖,准确地显露出手术野。手术铺巾的顺序是先下后上、先对侧后本侧。

以腹正中切口手术为例,手术铺巾的铺盖步骤如下。

(1)铺无菌巾:将无菌巾折边 1/3,第 1、2、3 块折边朝向医生,第 4 块折边朝向护士(图 5-4),铺巾边缘距切口 3cm。

铺巾顺序:下方、上方、近侧、对侧。护士将 4 把布巾钳递给医生,夹住 4 个交角处(图 5-5)。

器械护士将第 1 块消毒巾折边向着助手,助手接第 1 块消毒巾,盖住切口的下方;第 2 块消毒巾盖住切口的对侧;第 3 块消毒巾盖住切口的上方;第 4 块消毒巾盖住切口的铺巾者的贴身侧;如选用手术贴膜,则将薄膜手术巾放于切口的一侧,撕开一头的防粘纸并向对侧拉开,将薄膜手术巾敷盖于手术切口部位(图 5-6)。

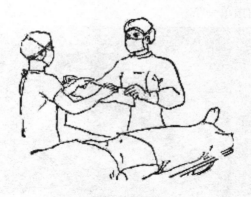

图 5-4 递单

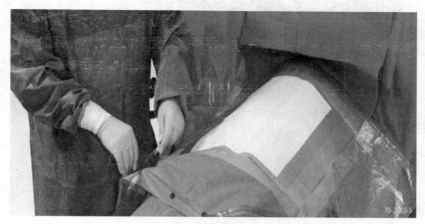

图 5-5 钳夹四角

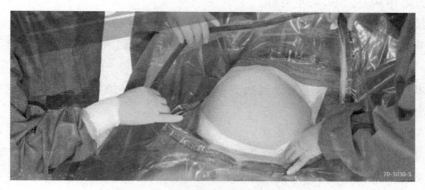

图 5-6 薄膜手术巾敷盖于手术切口

(2)铺手术中单:护士将中单一头递给医生,手包在中单角内,伸展铺单。两块中单分别铺在切口上、下方。

(3)铺手术洞巾:将剖腹大单空洞正对手术切口(图 5-7),先向上展开,盖住麻醉架,再向下展开,盖住手术托盘及床尾。如上下各一条,则先铺上方盖住麻醉架,再铺下方盖住手术托盘及床尾,之后两侧各铺中单一条。

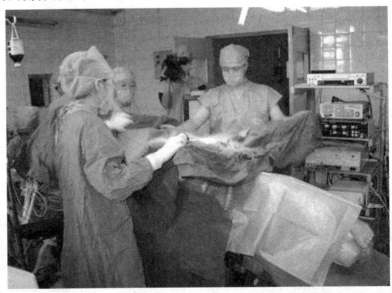

图 5-7　铺大洞巾

(4)等待手术。

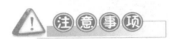

(1)注意碘伏不能浸蘸过多,以免碘伏从消毒区流至其他部位。

(2)皮肤消毒液通常联合采用 2% 碘酊加 75% 酒精或单独采用 0.5% 碘伏等。

(3)消毒顺序从上到下,从左到右。

(4)已经接触污染部位的消毒纱球或纱布不可再返擦清洁处。

(5)面颈部、会阴部、婴幼儿、植皮区等不宜用碘酊消毒,一般用 0.5%～1% 碘伏消毒三遍。

(6)手术区皮肤消毒范围应至少包括手术切口周围 15cm 的区域。如手术时有延长切口的可能,则应适当扩大消毒范围。

(7)消毒时手不可碰到手术区皮肤。

(8)消毒者持消毒钳的手应高于消毒纱布,防治消毒液反流到手上。

(9)消毒要均匀,不留空隙。

(10)一般无菌手术切口周围要盖 4～6 层无菌巾单。

(11)小手术用消毒巾、小孔巾即可。

(12)无菌巾铺完后尽量避免移动,如需移动只能向切口外移动,不得由周围向切口中心移动。

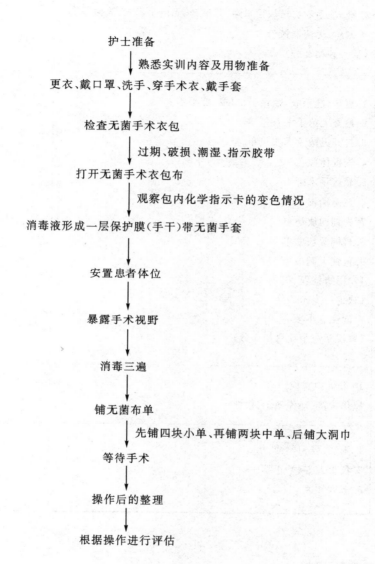

实训流程

护士准备
↓ 熟悉实训内容及用物准备
更衣、戴口罩、洗手、穿手术衣、戴手套
↓
检查无菌手术衣包
↓ 过期、破损、潮湿、指示胶带
打开无菌手术衣包布
↓ 观察包内化学指示卡的变色情况
消毒液形成一层保护膜(手干)带无菌手套
↓
安置患者体位
↓
暴露手术视野
↓
消毒三遍
↓
铺无菌布单
↓ 先铺四块小单、再铺两块中单、后铺大洞巾
等待手术
↓
操作后的整理
↓
根据操作进行评估

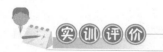

实训评价

详见考核参考标准。

实训五　消毒铺巾考核参考标准

项　目	要　求	量分	得分
用物准备	拖鞋、洗手衣、口罩、手术帽、器械台、无菌手术衣、无菌手套、手术包、无菌器械台 （缺一种扣2分）	18	
实 训 操 作	1. 更鞋、洗手衣，戴帽子、口罩、穿手术衣 2. 检查无菌手术衣包 3. 打开无菌手术衣包布，戴手套 4. 安置体位 5. 暴露手术野 6. 三遍消毒 7. 先铺四块小单 8. 再铺两块中单 9. 再铺大洞巾 10. 用物整理 （缺少一步扣5分） 提问注意事项 （每说错一个项目扣5分）	62	
熟练 程度	10分钟内完成 操作规范、动作熟悉、敏捷	5 5	
职业规范 行为	1. 服装、鞋帽整洁 2. 仪表大方、举止端庄 3. 态度和蔼	4 3 3	

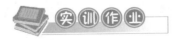

书写实验报告。

实训五 消毒铺巾实验报告

姓名		实训日期		学号	
班级		带教老师		评分	

一、实训目的

二、用物准备

三、操作步骤

四、注意事项

老师签名：

批阅时间：

实训六 常用手术器械、物品的识别和应用

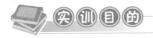

(1)掌握外科常用器械和物品的名称、用途。

(2)掌握外科常用器械和物品的使用方法和传递方法。

(3)能正确辨认常用器械,正确使用外科常见器械。

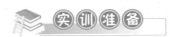

1.护士准备

着装符合要求、修剪指甲、洗手、穿无菌手术衣、戴无菌手套。

2.环境准备

手术室温湿度适宜。

3.用物准备

常用器械手术刀、手术剪、手术镊、血管钳、组织钳、巾钳、环钳、肠钳、牵开器、探针、刮匙、吸引器头、缝线、持针器。

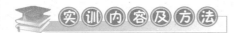

(一)手术刀

手术刀由刀片和刀柄两部分组成。使用前需将刀片安装在刀柄上。安装时,用持针钳夹持安装,避免割伤手指。刀柄根据长短及大小分型,其末端刻有号码,一把刀柄可以安装几种不同型号的刀片,常用的为4♯刀柄,可安装中大号刀片(20♯以上)。手术刀传递时刀锋不要向着自己或别人,以免受伤(图6-1)。

(二)手术剪

1.组织剪

锐利而精细,用来解剖、剪断或分离剪开组织(图6-2)。

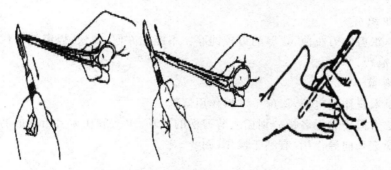

图 6-1　刀片的安装、卸下及传递

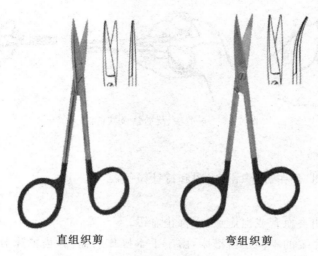

直组织剪　　　　　　　弯组织剪

图 6-2　组织剪

2.线剪

较粗钝(图 6-3),用来剪断缝线、敷料、引流物等。

3.拆线剪

一页钝凹,一页直尖的直剪(图 6-4),用于拆除缝线。

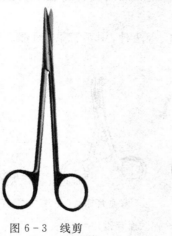

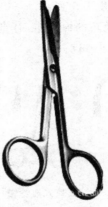

图 6-3　线剪　　　　　　图 6-4　拆线剪

4.线剪与组织剪

区别在于组织剪的刃锐薄,线剪的刃较钝厚。不能图方便、贪快,以组织剪代替线剪,以致剪刀损坏,造成浪费。

5.直剪与弯剪

通常浅部手术操作用直剪,深部手术操作用弯剪。

正确持剪法为拇指和无名指分别插入剪刀柄的两环,中指放在无名指环的剪刀柄上,食指压在轴节处起稳定和向导作用,有利于操作(图6-5)。

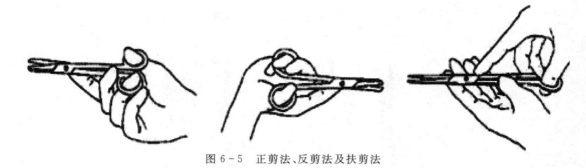

图6-5 正剪法、反剪法及扶剪法

(三)常用钳类器械

钳类器械有血管钳、环钳、组织钳、巾钳和持针钳等。

1.血管钳

血管钳主要用于钳夹血管或出血点,亦称止血钳。

血管钳在结构上主要的不同是齿槽床,由于手术操作的需要,齿槽床分为直、弯、直角、弧形(如肾蒂钳)等。用于血管手术的血管钳,齿槽的齿较细、较浅,弹性较好,对组织、血管壁、血管内膜的损伤较轻,称无损伤血管钳。由于钳的前端平滑,易插于筋膜内,不易刺破静脉,可供分离解剖组织用。也可用于牵引缝线、拔出缝针,或代镊使用,但不宜夹持皮肤、脏器及较脆弱的组织。止血钳除常见的有直、弯两种,直血管钳用于夹持浅层组织出血,协助拔针等;弯血管钳用于夹持深部组织或内脏止血;除此还有有齿血管钳、蚊式血管钳等。

有齿血管钳用于夹持较厚组织及易滑脱组织内的血管出血,如肠系膜、大网膜等,前端齿可防止滑脱,但不能用以皮下止血。

蚊式血管钳为细小精巧的血管钳,有直、弯两种,用于脏器、面部及整形等手术的止血,不宜做大块组织钳夹用(图6-6)。

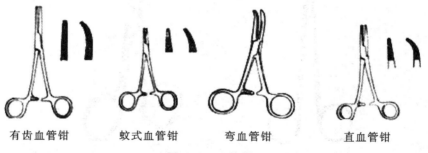

有齿血管钳　　蚊式血管钳　　弯血管钳　　直血管钳

图6-6 血管钳

注意:血管钳一般扣上一、二齿即可,要检查扣锁是否失灵,有时钳柄会自动松开,造成出血,应警惕。使用前还应检查前端横形齿槽两页是否吻合,不吻合者不用,以防止血管钳夹持组织滑脱(图6-7)。

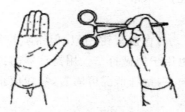

图6-7　血管钳的传递

2. 环钳

环钳柄长,两顶端各有一卵圆形环,故又名卵圆钳。其前端分直、弯,内面上有、无横纹,其内面光滑者用于夹持内脏。内面上有横纹者可以夹持纱布,因而命名为海绵钳(图6-8)。用于钳夹蘸有消毒液的纱布做皮肤消毒,深部伤口内蘸血或洗净积液。

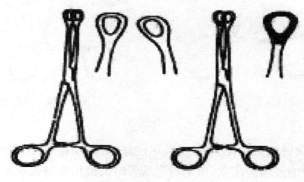

图6-8　卵圆钳

3. 组织钳

组织钳又叫皮钳,对组织的压榨较血管钳轻(图6-9),故一般用以夹持皮肤、筋膜、肌肉、腹膜或肿瘤被膜,不易滑脱,以利于手术进行,牵拉皮肤时,要夹在紧贴皮肤的皮下组织上,以

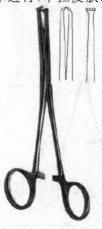

图6-9　组织钳

免造成皮肤坏死。但组织钳不能用以夹持或牵拉内脏或神经、血管等脆弱组织。

4. 巾钳

用于固定铺盖手术切开周围的手术巾(图6-10)。

5. 持针钳

持针钳也叫持针器。虽结构上与直血管钳相似,但钳嘴粗短(图6-11)。主要用于夹持缝针,不宜用于钳夹组织。有时也用于器械打结。用持针器的尖夹住缝针的中、后1/3交界处为宜,多数情况下夹持的针尖应向左,特殊情况可向右,缝线应重叠1/3,且将绕线重叠部分也放于钳嘴内。

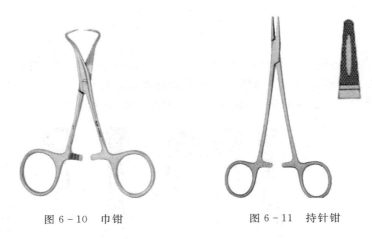

图6-10 巾钳   图6-11 持针钳

6. 肠钳

用于夹持肠管,两臂薄而长(图6-12),弹性好,对组织损伤小,使用时可外套乳胶管,可以进一步减少对肠壁的损伤。注意:用来吻合肠管时只能用夹肠管而不能夹肠系膜,且只能上一个齿。

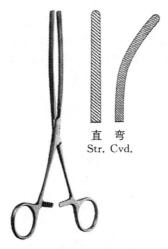

直 弯
Str. Cvd.

图6-12 肠钳

(四)手术镊

手术镊用于夹持和提起组织,以利于解剖及缝合,也可夹持缝针及敷料等。正确持镊是用拇指对食指与中指,执二镊脚中、上部(图6-13)。

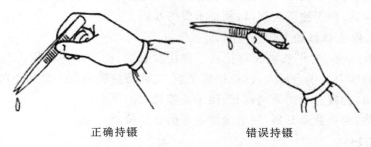

正确持镊　　　　　　　　错误持镊

图6-13　持镊

手术镊分类如下。

(1)有齿镊:又叫组织镊,镊的尖端有齿(图6-14),齿又分为粗齿与细齿,粗齿镊用于夹持较硬的组织,损伤性较大,细齿镊用于精细手术,如肌腱缝合、整形手术等。因尖端有钩齿,夹持牢固,但对组织有一定损伤。

(2)无齿镊:又叫平镊或敷料镊(图6-15)。其尖端无钩齿,用于夹持脆弱的组织、脏器及敷料。浅部操作时用短镊,深部操作时用长镊,尖头平镊对组织损伤较轻,用于血管、神经手术。

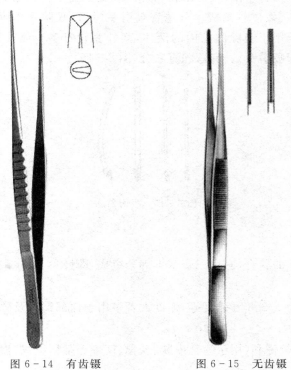

图6-14　有齿镊　　　　图6-15　无齿镊

(五)牵引钩类

1.常用的几种自动拉钩

(1)自动拉钩:为自行固定牵开器,腹腔、盆腔、胸腔手术均可应用。

(2)全方位拉钩:用于腹部大切口,利于术野的暴露。

2.常用的几种手动拉钩

(1)S状拉钩:一种如"S"腹腔深部拉钩。使用拉钩时,应以纱垫将拉钩与组织隔开,拉力应均匀,不应突然用力或用力过大,以免损伤组织,正确持拉钩的方法是掌心向上。

(2)腹腔拉钩:为较宽大的平滑钩状,用于腹腔较大的手术。

(3)皮肤拉钩:为耙状牵开器,用于浅部手术的皮肤拉开。

(六)探针和刮勺

1.探针

探针为探查伤口和窦道的深浅的金属条,一般分为有槽、圆头和有孔三类。用时动作要轻柔。

2.刮勺

用于刮瘘管窦道内的及壁部之肉芽坏死组织,不同的手术有不同的规格,如用于刮宫的子宫刮等。

(七)吸引器

吸引器用于吸除手术野中出血、渗出物、脓液、空腔脏器中的内容物,使手术野清楚,减少污染机会。由吸引器头、橡皮管组成。分单管吸引头(用以吸除手术野的血液及胸腹内液体等)和套管吸引头(主要用于吸除腹腔内的液体,其外套管有多个侧孔及进气孔,可避免大网膜、肠壁等被吸住、堵塞吸引头)。有弯和直之分(图6-16)。

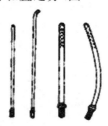

图6-16 吸引器头

(八)缝针

缝针用于各种组织的缝合,它由三个基本部分组成,即针尖、针体和针眼。

1.圆针

根据弧度不同分为1/2、3/8弧度等,弧度大者多用于深部组织及软组织。

2.三角针

前半部为三棱形,较锋利,用于缝合皮肤、软骨、韧带等坚韧组织,损伤性较大(图6-17)。

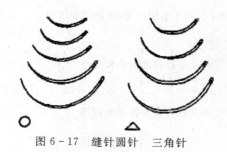

图 6-17　缝针圆针　三角针

（九）缝线

1.可吸收缝合线类

主要为羊肠线和合成纤维线（目前肠线主要用于内脏如胃、肠、膀胱、输尿管、胆道等黏膜层的缝合，一般用 1～0 至 3～0 的铬制肠线）。

使用羊肠线的注意事项：①肠线质地较硬，使用前应用盐水浸泡，待变软后再用，但不可用热水浸泡或浸泡时间过长，以免肠线肿胀、易折、影响质量；②不能用持针钳或血管钳夹肠线，也不可将肠线扭曲，以致扯裂易断；③胰腺手术时不用肠线结扎或缝合，因肠线可被胰液消化吸收，进而继发出血或吻合口破裂；④肠线价格较丝线稍贵；⑤肠线一般较硬、较粗、光滑；⑥尽量选用细肠线。

合成纤维线优点有：①组织反应较轻；②吸收时间延长；③有抗菌作用。其中以 Dexon 为主要代表，外观成绿白相间、多股紧密编织而成的针线一体线。

2.不吸收缝线类

丝线、棉线、不锈钢丝、尼龙线、钽丝、银丝、麻丝等数十种。

（1）丝线：最常用，其优点是柔韧性高，操作方便、对组织反应较小，能耐高温消毒。价格低，来源易。缺点是在组织内为永久性异物。

（2）金属合金线：习惯称为"不锈钢丝"。用来缝合骨、肌腱、筋膜、减张缝合或口腔内牙齿固定。

（3）尼龙线：组织反应少，且可以制成很细的线，多用于小血管缝合及整形手术。

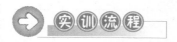

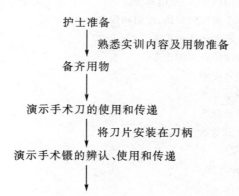

护士准备

↓　熟悉实训内容及用物准备

备齐用物

↓

演示手术刀的使用和传递

↓　将刀片安装在刀柄

演示手术镊的辨认、使用和传递

↓

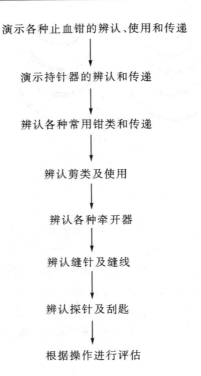

演示各种止血钳的辨认、使用和传递

↓

演示持针器的辨认和传递

↓

辨认各种常用钳类和传递

↓

辨认剪类及使用

↓

辨认各种牵开器

↓

辨认缝针及缝线

↓

辨认探针及刮匙

↓

根据操作进行评估

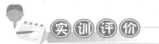

详见考核参考标准。

实训六　常用手术器械、物品的识别和应用考核参考标准

项　目	要　求	量分	得分
用物准备	刀、剪、钳、镊、缝针、缝线、拉勾、探针、刮匙、吸引器 （缺一种扣2分）	20	
实 训 操 作	1.演示手术刀的使用和传递 2.演示手术镊的辨认、使用和传递 3.演示各种止血钳的辨认、使用和传递 4.演示持针器的辨认和传递 5.辨认各种常用钳类和传递 6.辨认剪类及使用 7.辨认各种牵开器 8.辨认缝针及缝线 9.辨认探针及刮匙 10.用物整理 （缺少一步扣5分） 提问注意事项 （每说错一个项目扣5分）	60	

项　目	要　求	量分	得分
熟练 程度	5分钟内完成 辨认准确、动作熟悉、敏捷	5 5	
职业规范 行为	1.服装、鞋帽整洁 2.仪表大方、举止端庄 3.态度和蔼	4 3 3	

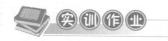

实训作业

书写实验报告。

实训六　常用手术器械、物品的识别和应用实验报告

姓名		实训日期		学号	
班级		带教老师		评分	

一、实训目的

二、用物准备

三、辨认常用器械特点及作用

四、注意事项

老师签名：

批阅时间：

手术体位的安置

实训七

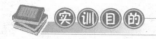

（1）掌握外科常用手术体位名称、用途。

（2）掌握外科常用手术体位的安置注意事项及目的。

（3）能正确安置各种手术体位。

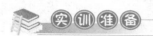

1. 护士准备

熟悉实训内容，更衣、帽、鞋，洗手、戴口罩。

2. 环境准备

手术室温湿度适宜。

3. 用物准备

手术床、约束带、垫枕、软垫、头圈等。

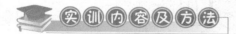

（一）评估

（1）手术名称、手术部位、需要摆放的体位。

（2）手术室温度、湿度。

（3）患者心理状况。

（二）体位摆放的原则

（1）体位固定要牢固舒适。

（2）保持呼吸道通畅。

（3）铺单要平整、干燥、柔软。

（4）大血管、神经无挤压。

（5）上臂外展不超过 90°，下肢约束带勿过紧。

（6）四肢勿过分牵引。

（7）患者体表勿接触金属。

（三）手术体位安置的目的

（1）方便手术的进行。

（2）避免因体位固定不当而发生的副作用。

（3）保证手术顺利进行。

（4）保证输液通畅。

（四）操作步骤

向患者解释，愿意配合。

1. 平卧位（胸部手术）

（1）安置体位前再次核对手术患者信息及手术部位。

（2）患者仰卧于手术台上，戴手术帽（避免头发不外露），头下垫薄软枕（图7-1）。

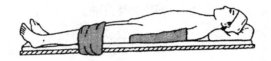

图7-1 平卧位

（3）乳腺手术时，患侧肩下垫一中长软垫。患肢外展于托手架上或手部专用手术台上（图7-2），健侧上肢自然放于身体一侧，中单固定。

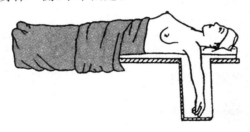

图7-2 乳腺手术体位

（4）纵行劈开胸骨行纵隔或心脏手术时，背部纵向垫一小软垫。双手臂置于身体两侧或外展于托手板上。

（5）双下肢伸直，双腘窝下垫一软垫，约束带固定膝部。

（6）注意事项：若手臂外展不可超过90°，远端关节高于近端关节；手术时间过长，足跟须有保护措施。

2. 侧卧位

（1）安置体位前再次核对手术患者信息、手术部位及侧向。

（2）胸科手术：①麻醉前将胸垫置于胸部下方，上缘位于腋窝下，下缘位于髂骨上（图7-3）；②麻醉后术者协助患者侧卧位呈90°，患侧在上，背部及胸部各置圆轴沙袋一个，拉平手术中单，固定沙袋；③上腿屈髋70°，屈膝70°，呈跑步状，下腿伸直，分别在膝部和小腿处垫方垫；

④用约束带分别固定髋部及膝部,松紧适宜,以平放入4指为宜。

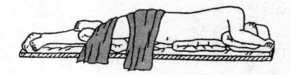

图7-3　胸科手术体位

(3)泌尿科手术:①患者平卧于手术床上,身体下移,12肋下缘与腰桥上缘平齐(图7-4);②麻醉前将胸垫垫于胸部下方;③麻醉后术者协助患者取侧卧位呈90°,患侧在上,背部及胸部各置圆轴沙袋一个,拉平手术中单,固定沙袋;④上腿伸直,下腿屈膝,两腿之间放一软垫;⑤约束带分别固定大腿上1/3及膝部,松紧适宜,以平放入4指为宜。

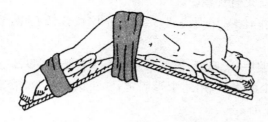

图7-4　泌尿科手术体位

(4)放置麻醉架,将患者双手置于面前或托手架上,处于功能位,头部垫置头圈。

(5)注意事项:如双上肢置于垫有软垫的可调节托手架上,外展不超过90°;泌尿科手术时麻醉前调好腰桥位置,手术开始前摇起腰桥,注意不可过高,关闭体腔前放下。

3. 俯卧位

(1)安置体位前核对手术患者信息及手术部位。

(2)放面部保护垫或头圈于头侧(图7-5),垫上铺治疗巾;放置俯卧位架,架上铺防压疮方垫和中单(上至肩部、下至髂骨)。

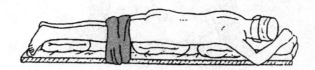

图7-5　俯卧位

(3)患者在平车上建立静脉通道。

(4)待麻醉插管后给患者眼部涂眼膏,以纱布覆盖并固定。

(5)顺患者身体轴线,将患者移至手术床上取俯卧位,面部置于保护垫或头圈上,注意眼睛勿受压。

(6)用俯卧位架支撑使胸腹部悬空,拉平中单、固定俯卧位架。

(7)双髋、双膝关节屈曲20°,膝关节及小腿下垫软垫,使踝部背曲,足趾悬空。

（8）双手臂置于托手架上，肩肘呈90°。

（9）肘部、膝部分别垫保护垫，腘窝部用约束带固定。

（10）臀裂部覆盖纱布一块，并固定。

（11）整理用物，物归原处。

适应证：颈椎、胸椎、腰椎手术。

注意事项：

（1）眼睛涂眼药膏，避免眼睛干燥及患者术后眼部疼痛。

（2）保护会阴部，避免污染手术野及被消毒液刺激。男性生殖器、女性乳房，应避免受压而造成水肿、坏死。

（3）注意胸腹部悬空，避免胸、腹部受压，以免影响呼吸和循环。

（4）避免足部过伸损伤足背神经。

（5）移动体位时应动作轻柔，用力协调一致，防止体位性低血压或血压骤然升高以及颈椎脱位等严重意外的发生。

固定方法：①将患者俯卧；②胸部、髋部各垫一个大枕垫，将腹部空出来；③膝下、踝部各垫1个小软垫；④小腿放一个海绵垫，用约束带固定；⑤头偏向一侧，放置在头圈上，双上肢放于头部两侧或固定于侧臂板上。

4. 截石位

（1）安置体位前核对手术患者信息及手术部位。

（2）固定腿架，并在腿架上平铺体位垫或防压疮软垫，备好约束带。

（3）患者仰卧退去裤子，穿上腿套，向下平移患者使臀部尽量靠近手术台腿板下折床缘，臀下垫软垫，取下或摇下手术床尾。

（4）双腿放于支腿架上屈膝呈90°。调节腿架的高度两腿外展呈夹角90°，保持腘窝不受压并约束固定双腿（图7-6）。

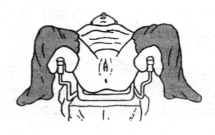

图7-6　截石位

（5）固定双手将手术床调至头低脚高位约15°。

（6）整理用物，物归原处。

适应证：会阴部手术及腹部会阴联合手术。

注意事项：

（1）长时间手术时应注意观察远端的脉搏、皮肤颜色和有无水肿。

（2）手术结束，双腿应缓慢放下以防低血压。

（3）双腿外展夹角成90°,防止压、拉伤腓总神经,防止过度外展拉伤内收肌。

固定方法:①将手术床下1/3部位摇下,两侧插上支腿架,调节好高度后固定;②患者仰卧,臀部齐床沿,臀下垫一块长软垫,腘窝处放水囊袋,双腿放在支腿架上,约束带固定。

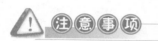

（1）不影响呼吸、不影响循环、不压迫外周神经。

（2）皮肤压力最小化、无肌肉骨骼的过度牵拉、手术野暴露清楚。

（3）便于麻醉、便于手术操作。

（4）满足个人需要:一般来说,患者手术时的体位要既能方便手术,又能使患者舒适,以便配合手术的顺利进行。

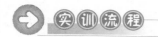

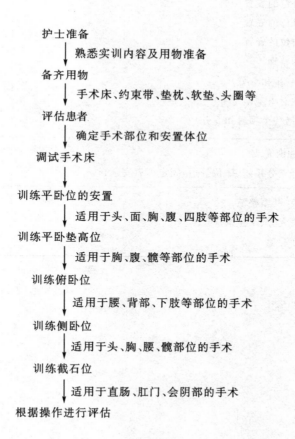

护士准备
　　↓　熟悉实训内容及用物准备
备齐用物
　　↓　手术床、约束带、垫枕、软垫、头圈等
评估患者
　　↓　确定手术部位和安置体位
调试手术床
　　↓
训练平卧位的安置
　　　↓　适用于头、面、胸、腹、四肢等部位的手术
训练平卧垫高位
　　　↓　适用于胸、腹、髋等部位的手术
训练俯卧位
　　　↓　适用于腰、背部、下肢等部位的手术
训练侧卧位
　　　↓　适用于头、胸、腰、髋部位的手术
训练截石位
　　　↓　适用于直肠、肛门、会阴部的手术
根据操作进行评估

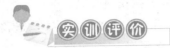

详见考核参考标准。

实训七　手术体位的安置考核参考标准

项　目	要　求	量分	得分
用物准备	手术床、约束带、垫枕、软垫、头圈等 （缺一种扣 4 分）	20	
实训操作	1.评估患者 2.调试手术床 3.平卧位的安置 4.平卧垫高位安置 5.俯卧位的安置 6.侧卧位的安置 7.截石位的安置 8.用物整理 （缺少一步扣 5 分） 提问注意事项 （每说错一个项目扣 5 分）	60	
熟练程度	10 分钟内完成 手术野充分暴露、体位舒适，固定牢靠安全	5 5	
职业规范行为	1.服装、鞋帽整洁 2.仪表大方、举止端庄 3.态度和蔼	4 3 3	

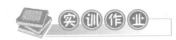

书写实验报告。

实训七　手术体位的安置实验报告

姓名		实训日期		学号	
班级		带教老师		评分	

一、实训目的

二、用物准备

三、各种手术体位安置要点

四、注意事项

老师签名：

批阅时间：

实训八　**手术后体位的安置**

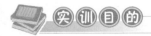

（1）掌握术后常用体位的安置以及适应证。

（2）熟悉常见术后体位安置的注意事项。

（3）能正确安置常见术后各种体位。

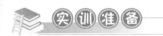

1. 护士准备

熟悉实训内容，衣帽整洁、戴口罩。

2. 环境准备

病室温度、湿度适宜。

3. 用物准备

各种垫枕、软垫、约束带。

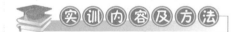

一、评估患者

根据麻醉情况、术式、疾病性质等安置患者体位：①麻醉未清醒者采取去枕平卧位，头偏一侧，防止口腔分泌物或呕吐物误吸。②蛛网膜下腔麻醉者，去枕平卧或头低卧位12小时，防止脑脊液外渗致头痛。③硬膜外麻醉者应平卧4～6小时。④麻醉清醒后可根据情况调整体位，颅脑手术后如无休克或昏迷，可取15°～30°头高足低斜坡卧位；颈胸部手术后多取高半坐卧位，以利于血液循环，增加肺通气量；腹部手术后多取低半坐卧位或斜坡卧位，以利于引流，防止发生膈下脓肿，并降低腹壁张力，减轻疼痛；脊柱或臀部手术后可取俯卧或仰卧位；休克患者可取中凹仰卧位。

二、常见体位安置

(一)仰卧位

1.去枕仰卧位

(1)适用范围:①全身麻醉未清醒或昏迷的患者,可避免呕吐物误入气管而引起窒息或肺部感染;②椎管内麻醉或脊髓腔穿刺后的患者,可预防颅内压减低而引起的头痛。

(2)安置方法:①全麻术后体位,协助患者去枕仰卧,头偏向一侧,两臂放于身体两侧,两腿自然放平。将枕头横立于床头(图8-1),直至完全清醒;②腰麻术后体位,基本与全麻相同,头部不偏转(图8-2),至术后6~8小时;③硬膜外腔麻醉,同腰麻术后,不去枕,直至术后4~6小时(图8-3)。

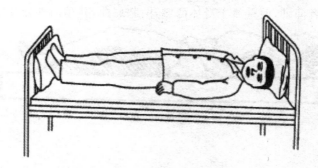

图8-1　全麻术后体位

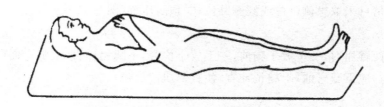

图8-2　腰麻术后体位

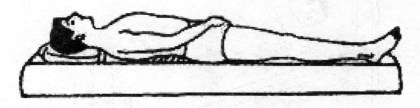

图8-3　硬膜外腔麻醉术后体位

2.中凹卧位(休克卧位)

(1)适用范围:用于休克患者。

(2)安置方法:抬高患者头胸部10°~20°,保持气道通畅,有利于通气,从而改善缺氧症状。

抬高下肢 20°~30°,有利于静脉血液回流,增加心输出量而缓解休克症状(图 8-4)。

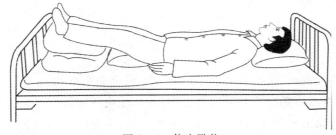

图 8-4 休克卧位

3.屈膝仰卧位

(1)适用范围:常用于腹外疝术后、导尿术及会阴冲洗的患者。

(2)安置方法:患者仰卧,两臂放于身体两侧,两膝屈曲,并稍向外分开(图 8-5)。

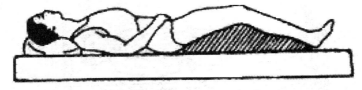

图 8-5 屈膝仰卧位

(二)侧卧位

1.适用范围

①肛肠手术后,灌肠、肛门检查、配合胃镜、肠镜检查及臀部肌内注射等;②患有肺部病变的患者,根据病情可采取患侧卧位或健侧卧位;③预防压疮(图 8-6)。

2.安置方法

患者侧卧,两臂屈肘,一手放于胸前,一手放于枕旁,下腿稍伸直,上腿弯曲(如为患者实施臀部肌内注射时,应下腿弯曲,上腿稍伸直,使臀部肌肉放松)。

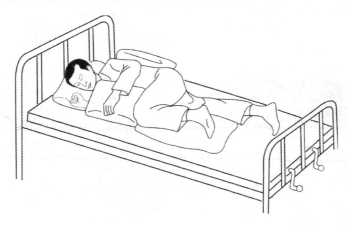

图 8-6 侧卧位

(三)俯卧位

1.适用范围

①脊椎手术后或腰、背、臀部有伤口,不能平卧或侧卧的患者;②腰背部检查或配合胰、胆管造影检查时;③用于缓解胃肠胀气所致腹痛。

2.安置方法

患者俯卧,头偏向一侧,两臂屈曲放于头的两侧,两腿伸直。胸下、髋部及踝部各放一软枕(图8-7)。

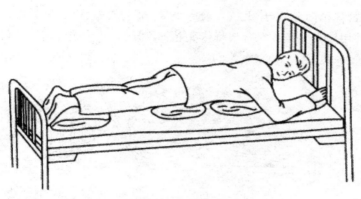

图8-7　俯卧位

(四)半坐卧位

1.适用范围

①某些面部及颈部手术后的患者采取半坐卧位可减少局部出血;②心肺疾病引起呼吸困难的患者;③腹腔、盆腔手术后或有炎症的患者。a.缓解疼痛。b.使感染局限化。c.减轻中毒反应。d.防止感染向上蔓延引起膈下脓肿。e.疾病恢复期体质虚弱的患者采取半坐卧位有利于患者向站立过渡(图8-8)。

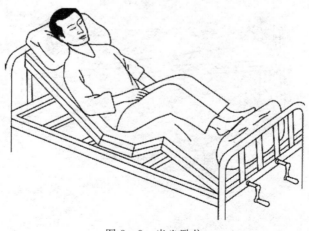

图8-8　半坐卧位

2. 安置方法

先摇起床头支架与床呈 30°～50°,再摇起膝下支架,以防患者下滑。必要时,床尾可置一软枕,垫于患者的足底,防止足底触及床尾栏杆。放平时,先摇平膝下支架,再摇平床头支架。

(五)端坐卧位

1. 适用范围

常用于胸部疾病术后,急性左心衰竭、心包积液、肺源性心脏病患者等。

2. 安置方法

扶患者坐起,身体稍向前倾,床上放一跨床小桌,桌上放一软枕,患者可伏桌休息,患者背部放置一软枕。并用床头支架或靠背架将床头抬高 70°～80°,使患者能向后依靠;同时,膝下支架抬高 15°～20°以防身体下滑(图 8-9)。

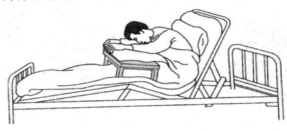

图 8-9 端坐位

(六)头低足高位

1. 适用范围

①肺部分泌物引流,使痰易于咳出;②十二指肠引流术,需同时采取右侧卧位,有利于胆汁引流;③妊娠时胎膜早破,防止脐带脱垂;④下肢骨折术后牵引。

2. 安置方法

抬高床尾 15～30cm,将枕横立于床头(图 8-10)。

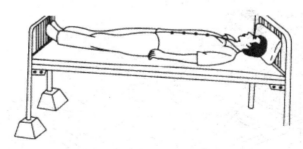

图 8-10 头低足高位

(七)头高足低位

1. 适用范围

①颈椎骨折患者做颅骨牵引时,用作反牵引力;②用于预防脑水肿、颅脑手术后的患者。

2.安置方法

抬高床头 15~30cm,将枕横立于床尾(图 8-11)。

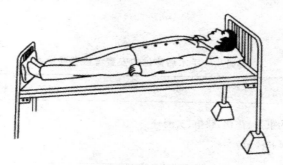

图 8-11　头高足低位

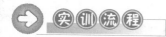

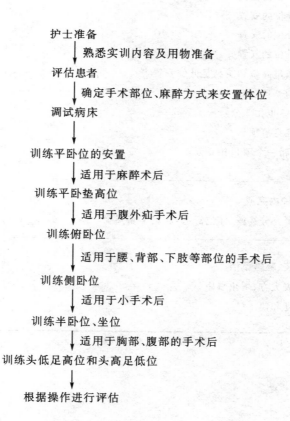

护士准备
↓
熟悉实训内容及用物准备

评估患者
↓
确定手术部位、麻醉方式来安置体位

调试病床
↓

训练平卧位的安置
↓
适用于麻醉术后

训练平卧垫高位
↓
适用于腹外疝手术后

训练俯卧位
↓
适用于腰、背部、下肢等部位的手术后

训练侧卧位
↓
适用于小手术后

训练半卧位、坐位
↓
适用于胸部、腹部的手术后

训练头低足高位和头高足低位
↓

根据操作进行评估

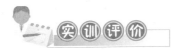

详见考核参考标准。

实训八 手术后体位的安置考核参考标准

项　目	要　求	量分	得分
用物准备	病床、约束带、垫枕、软垫、头圈等 （缺一种扣 4 分）	20	
实训操作	1.评估患者 2.调试病床 3.平卧位的安置 4.平卧垫高位安置 5.俯卧位的安置 6.侧卧位的安置 7.半卧位的安置 8.头低足高位和头高足低位安置 9.用物整理 （缺少一步扣 5 分） 提问注意事项 （每说错一个项目扣 5 分）	60	
熟练程度	10 分钟内完成 手术野充分暴露、体位舒适,固定牢靠安全	5 5	
职业规范行为	1.服装、鞋帽整洁 2.仪表大方、举止端庄 3.态度和蔼	4 3 3	

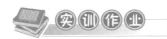

书写实验报告。

实训八　手术后体位的安置实验报告

姓名		实训日期		学号	
班级		带教老师		评分	

一、实训目的

二、用物准备

三、安置术后各种体位

四、注意事项

老师签名：

批阅时间：

实训九　器械台的管理和手术中的配合

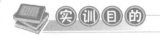

实训目的

(1)掌握手术时器械台的管理、手术基本操作和手术配合。

(2)熟悉手术室的各类仪器操作。

(3)了解临床常见手术的手术过程。

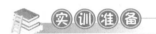

实训准备

1.护士准备

熟悉实训内容,更衣、帽、鞋,洗手、戴口罩。

2.环境准备

手术室温湿度适宜。

3.用物准备

器械台、各种手术器械、各种敷料、引流物、消毒物品。

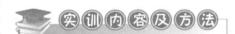

实训内容及方法

一、手术器械台的管理

1.无菌器械包的开启

(1)巡回护士将无菌器械包放于器械台的中央,打开无菌持物钳和筒,检查灭菌指示卡是否变色,品名是否相符,内容是否齐全,包装是否完整,有无破损。

(2)巡回护士打开无菌器械包一角的系带,卷好,并按照无菌原则用手打开其他三角。以持物钳打开无菌包的第二层包布两端,再展开对侧,最后展开近侧。

(3)手术护士刷手完毕,穿无菌手术衣并戴无菌手套,打开器械包的第三层包布,至此三层包布完全打开平铺在器械台,器械台布单平整,要求每层包布至少垂至器械台边缘以下 20～30cm(图 9-1),器械台边缘平面以下视为有菌区域,操作时不能跨过台缘,戴无菌手套的双手不得扶持无菌台边缘,凡垂落台缘平面以下的物品必须更换。

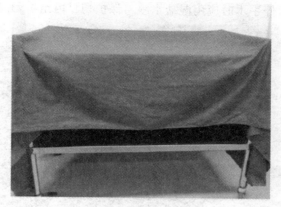

图9-1　器械台边缘

2.手术前器械的准备

（1）首先清点器械数量，查看手术需要的器械是否备齐（图9-2）。将手术开始时需要的器械及常用的器械拿出托盘，按顺序摆放。

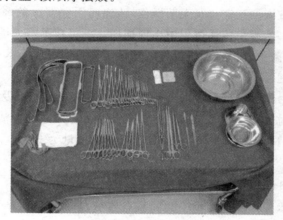

图9-2　器械排列

（2）将适量的纱布块（足够消毒即可）放入弯盘和卵圆钳一块交给消毒的医生。

（3）给手术刀柄装上刀片（根据需要安装大圆刀、小圆刀及尖刀等不同规格刀片）。手术之前可能需要用缝线固定布单或保护切口周围皮肤，用持针器夹持角针（圆针、角针、铲针、直针，弧度根据实际需要分为1/2、3/8等），并穿入合适粗细的缝线（1号、4号、6号、10号线，以及显微外科缝线）。

（4）吸引器头和吸引管连接，吸引器管和电刀电线各配一把组织钳或直血管钳。

（5）巡回护士在消毒碗内倒入适量的生理盐水，药杯内倒入适量70%酒精。器械准备完毕。

3.手术进行中器械台的管理

（1）手术开始前清点纱布辅料及器械（图9-3），行皮肤切口之前用70%酒精消毒皮肤一次，术中若需延长切口，也应用70%酒精再消毒皮肤。凡与皮肤接触的刀片和器械不应再用

（切皮后需更换刀片），暂停手术时应用湿盐水纱布保护切口内组织，并加盖无菌巾覆盖切口。

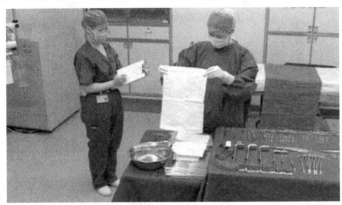

图 9-3　清点器械及物品

（2）一台手术的无菌物品只供一位患者使用，无菌物品一旦从无菌包中取出，即使未使用，也不可再放回。

（3）手术中传递器械应注意安全及无菌操作，传递时手握器械的锋利端或功能端，将较钝的一端或把持端朝向对方，避免传递过程中出现损伤。不可在手术人员背后传递器械及物品，容易出现污染。落于无菌单或手术台边以外的器械不可拾回再用。术中已污染的器械不得再放入无菌区，应单独处理。

（4）手术护士应及时清理器械台上的器械及物品，擦除残留血液及组织，保持器械台的清洁、整齐、有序，保证及时供应手术人员所需的器械及物品。纱布尽量沾满血液后再弃用，方便记录手术失血量（一般情况下一块纱布沾满血液所需的血量为 20ml）。弃用的纱布应放入专门的容器内，方便查数。

4. 手术后器械的回收

手术完毕后，由手术护士和巡回护士共同清点器械及纱布无误方可关闭切口。沾满血的纱布数量报告麻醉医师，便于其记录出血量。切口缝合包扎完毕后方可去除布单，回收手术台上的各类器械物品。

二、手术中的配合

1. 手术进行中的无菌原则

（1）手术人员一经"洗手"，不可触及未经消毒的物品或放置于不清洁区域；穿无菌手术衣和戴无菌手套后双手置于胸前区域，肩部以上、腰部以下以及手术台边缘以下均为有菌区域。

（2）术中手套或手术衣无菌区如有破损或触碰到有菌物体，应立即更换，前臂或肘部可加套无菌袖套；手术超过 6 小时，应更换无菌巾，无菌巾及布单如湿透应加盖无菌单，保护无菌隔离。

（3）术中同侧人员调换位置时，一人先退后一步，背对背转身置另一位置，避免触碰对方背部不清洁区。

（4）切口边缘应以无菌纱布或手术巾、布单等遮盖，并用巾钳或缝线固定，仅显露手术切口；术前也可在手术区贴无菌塑料薄膜。

(5)空腔脏器切开前必须先用纱布保护周围组织,并随时吸净外流的内容物,防止或减少感染。

(6)手术进行中,避免不必要的谈话,如要咳嗽、打喷嚏,勿面对手术台、器械台等无菌区,口罩潮湿应更换,请他人擦汗时头应转向一侧。

2.穿针引线与剪线

(1)持针器一般夹持在距针尾的 1/2～1/3 处,方便控制针的力度和方向。缝线穿过针孔,留长约 15cm 的回头线,两头线合并绕过持针器钳口,防止传递时线脱落。

(2)一般情况下缝合完毕需要减除线头,除缝合皮肤时为方便拆线预留一定长度的线头,其他缝合一般需紧贴打结处减除线头。紧贴打结处减除线头的方法是:线剪紧贴缝线下滑至打结处,剪刀倾斜 30°左右减除线头即可。

3.手术视野的显露

某些手术部位较深,周围组织可能阻挡术者的视线,此时需要助手帮助移开阻挡视野的组织,大多数情况下应用拉钩阻挡切口周围的组织。临床上根据手术部位的不同设计有不同的拉钩,应用拉钩时切忌暴力,避免损伤气管、血管、神经、脏器及其他重要的组织。

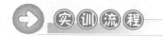

实训流程

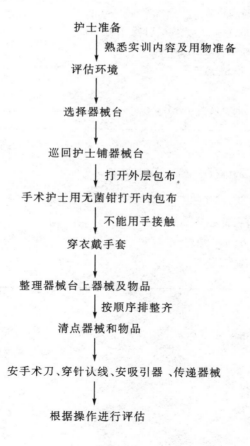

护士准备

↓熟悉实训内容及用物准备

评估环境

↓

选择器械台

↓

巡回护士铺器械台

↓打开外层包布

手术护士用无菌钳打开内包布

↓不能用手接触

穿衣戴手套

↓

整理器械台上器械及物品

↓按顺序排整齐

清点器械和物品

↓

安手术刀、穿针认线、安吸引器 、传递器械

↓

根据操作进行评估

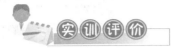

详见考核参考标准。

实训九　器械台的管理和手术中的配合考核参考标准

项　目	要　求	量分	得分
用物准备	病床、约束带、垫枕、软垫、头圈等 （缺一种扣 4 分）	20	
实训 操 作	1.评估患者 2.选择器械台 3.巡回护士铺器械台 4.手术护士用无菌钳打开内包布 5.穿衣戴手套 6.整理器械台上器械及物品 7.清点器械和物品 8.安手术刀、穿针认线、安吸引器、传递器械 9.用物整理 （缺少一步扣 5 分） 提问注意事项 （每说错一个项目扣 5 分）	60	
熟练 程度	10 分钟内完成 手术野充分暴露、体位舒适，固定牢靠安全	5 5	
职业规范 行为	1.服装、鞋帽整洁 2.仪表大方、举止端庄 3.态度和蔼	4 3 3	

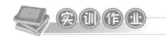

书写实验报告。

实训九 器械台的管理和手术中的配合实验报告

姓名		实训日期		学号	
班级		带教老师		评分	

一、实训目的

二、用物准备

三、器械台管理和手术中配合的要点

四、注意事项

老师签名：

批阅时间：

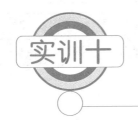

实训十　**脓肿切开和引流**

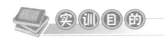

(1)掌握脓肿切开引流的护理。

(2)熟悉脓肿切开引流的原则及注意事项。

(3)能进行脓肿切开和护理。

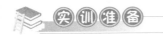

1.护士准备

熟悉实训内容,衣帽整洁、戴口罩。

2.环境准备

门诊手术室或换药室温度、湿度适宜。

3.用物准备

消毒用品、生理盐水、抗生素、切开包、引流物、麻药、注射器、模型人、课件视频。

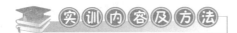

(一)适应证

(1)面颈淋巴结或颌周筋膜间隙感染后肿胀区域局限,或者皮肤发红、发亮、压痛明显并伴凹陷性水肿,有波动感者。

(2)深在颌周筋膜间隙感染 5 天以上,疼痛加剧,体温升高,周围血象白细胞升高并核左移或穿刺有脓者。

(3)发生于口底、舌体、咽侧、颈侧急性炎症,病情发展迅速,虽无典型脓肿形成指征,但可导致呼吸梗阻等严重并发症者。

(4)口底腐败坏死性蜂窝织炎,无脓肿形成体征,但为及早排除腐败坏死物质及气体,减轻全身和局部症状,阻止炎症继续扩散者。

(5)外伤或手术后继发感染已有脓肿形成者。

(6)放射性骨坏死继发感染后脓肿形成者。

(7)结核性淋巴结炎,冷脓肿波及皮下接近溃破者。

(8)化脓性炎症脓肿已溃破,但引流不畅者。

(二)禁忌证

(1)急性化脓性蜂窝织炎,未形成脓肿者。

(2)合并全身脓毒血症处于休克期者。

(3)血液系统疾病或凝血机制严重不全者。

(4)唇、面部疖痈虽有脓栓形成亦不宜广泛切开引流。

(三)手术步骤

1.麻醉

浅在脓肿一般使用局部浸润麻醉(图 10-1);对颏下窝或舌根等深在脓肿或儿童可用全身麻醉或基础麻醉加局麻。

2.消毒与铺巾

常规消毒铺巾。

3.切口部位选择的原则

(1)尽量隐蔽,能从口内不做口外切口,面部常用下颌下,颌后或发际内切口。

(2)切口方向尽可能与皮纹一致。

(3)切口部位尽量位于脓肿的最低位,有利脓液的自然引流(图 10-2)。

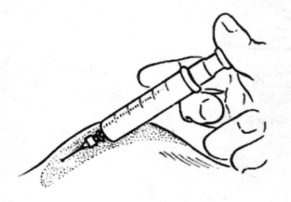

图 10-1　局部浸润麻醉

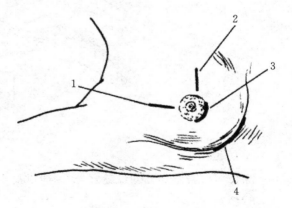

图 10-2　乳房脓肿切口

4.切口长度

一般应与脓肿大小一致,但浅表脓肿亦可小于脓肿直径。

5.脓肿切开

按设计切口切开皮肤或黏膜(图 10-3),对下颌下颈部化脓性淋巴结炎,颊、舌下、眶下、下颌下间隙等浅在脓肿,此时可用大血管钳直接钝性分离进入脓腔,面颊、颞下、咬肌、翼下颌等深在间隙脓肿创缘应用二次分离脓腔的方式,即先按设计切口切开皮肤,皮下组织颈阔肌等,解剖分离该区知名血管神经后,再切开颞肌、咬肌或翼内肌附着,然后进入脓腔,引出脓液,以手指分离脓腔内纤维间隔(图 10 - 4)。

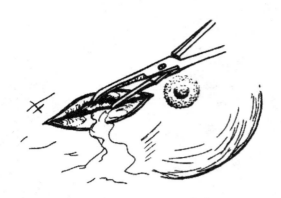 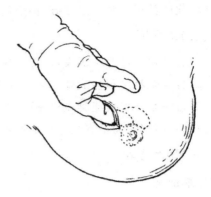

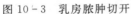

图 10 - 3　乳房脓肿切开　　　　　图 10 - 4　乳房脓肿分离纤维隔

6.冲洗脓腔

以生理盐水反复冲洗至无明显脓液。浅在无明显渗血的脓腔可留置橡皮引流条(图 10 - 5),深在脓腔有明显渗血者应用盐水纱布或纱条填塞,无渗血者也可用乳胶管做引流。

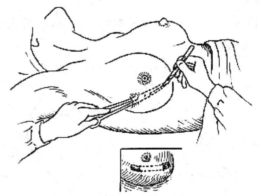

图 10 - 5　乳房脓肿放置引流

7.包扎

除长切口需做部分创缘缝合外,一般以盐水纱布包扎创口。

8.换药

术后应根据脓腔大小,分泌量多少进行换药。换药时可用生理盐水、抗生素液等冲洗脓腔。

(四)注意事项

1.切口设计

应兼顾有利引流、减少术后瘢痕和神经损伤,特别深在脓腔创道较长应注意神经的保护。

2.防止扩散

手术仅为达到脓液充分引流,分离脓腔时避免损伤已形成屏障的其他各间隙脓腔壁,以减少感染扩散的可能。

3.引流不畅

脓肿切开引流后局部及全身症状无明显缓解,多系脓液引流不畅或另有脓肿未能引流,应探明原因以补救。

4.细菌培养药敏试验

切开引流虽为脓肿治疗最直接有效的方法,但手术必定有不同程度局部感染扩散的可能,故应注意术后有效抗生素的应用和水电解质平衡。有条件者切开引流时应送脓液培养及药敏试验,其结果对进一步用药有重要参考价值。

5.疖痈处理

对疖痈中央形成黄色脓点,或痈有多发性脓肿,难于穿破皮肤者,可考虑在不损伤周围红肿区的前提下,由变软区做保守性切开、剪去坏死组织和脓栓,借助术后高渗盐水持续湿敷引流,切忌术中钝性分离。

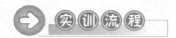

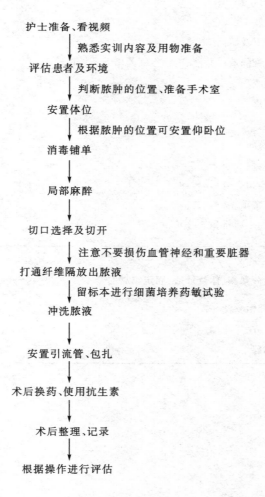

护士准备、看视频
↓
熟悉实训内容及用物准备
评估患者及环境
↓
判断脓肿的位置、准备手术室
安置体位
↓
根据脓肿的位置可安置仰卧位
消毒铺单
↓
局部麻醉
↓
切口选择及切开
↓
注意不要损伤血管神经和重要脏器
打通纤维隔放出脓液
↓
留标本进行细菌培养药敏试验
冲洗脓液
↓
安置引流管、包扎
↓
术后换药、使用抗生素
↓
术后整理、记录
↓
根据操作进行评估

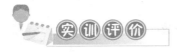

详见考核参考标准。

实训十　脓肿切开和引流考核参考标准

项　目	要　求	量分	得分
用物准备	消毒用品、生理盐水、抗生素、切开包、引流物、麻药、注射器、模型人、课件视频 （缺一种扣 2 分）	20	
实训操作	1. 评估患者 2. 选择麻醉 3. 安置体位 4. 选择切口 5. 切开皮肤 6. 分离皮下及肌肉 7. 打通纤维隔放出脓液、留标本细菌培养药敏试验 8. 冲洗脓腔 9. 放置引流 10. 包扎 11. 术后换药 12. 用物整理 （缺少一步扣 5 分） 提问注意事项 （每说错一个项目扣 5 分）	60	
熟练程度	10 分钟内完成 手术野充分暴露、体位舒适，固定牢靠安全	5 5	
职业规范行为	1. 服装、鞋帽整洁 2. 仪表大方、举止端庄 3. 态度和蔼	4 3 3	

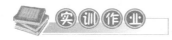

书写实验报告。

实训十　脓肿切开和引流实验报告

姓名		实训日期		学号	
班级		带教老师		评分	

一、实训目的

二、用物准备

三、脓肿切开引流的要点

四、注意事项

老师签名：

批阅时间：

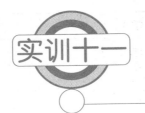

实训十一 清创术

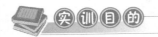

(1)会观察、区分各种开放性伤口。

(2)熟悉清创术的各个步骤。

(3)培养无菌观念及严谨的态度。

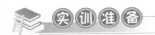

1.患者准备

告知、解释,争取患者配合。

2.物品准备

肥皂水、毛刷、剃刀,生理盐水、双氧水,碘酊和酒精棉球,弯盘,洞巾,卵圆钳,手术刀,手术剪,手术镊。止血钳,组织钳,持针器,缝针,缝线,无菌手套,注射器,1%普鲁卡因,纱布,胶布,清创缝合模型等。

3.护士准备

戴口罩、帽子,洗手。

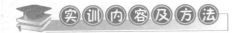

(一)实训方法

教师讲解清创理论知识,看视频、示教后,学生分组练习,教师巡回视察指导练习,实训结束前,每组抽查一名学生操作、评估,做出总结。

(二)清创术的概念

清创术又称扩创术,是处理污染伤口的常用方法,在无菌操作下,彻底清理污染伤口,切除失活组织,使之变为清洁伤口,减少感染的机会,以达到一期愈合。

(三)评估

(1)患者病情、心理-社会状况。

（2）伤口局部情况：如范围大小，污染物的多少，创缘是否整齐，肉芽组织生长情况。

（3）判断伤口种类：清洁伤口、污染伤口、感染伤口。

（四）操作步骤

1. 清创前准备

根据伤口部位和范围选择合适的麻醉方法，用无菌纱布覆盖伤口，剃除伤口周围毛发，清除油污。

2. 清洗去污

用毛刷蘸肥皂液由内向外清洗伤口周围皮肤，再用生理盐水冲洗（图 11-1），共 2～3 遍；揭去覆盖伤口的纱布，大量生理盐水冲洗伤口，一般可按生理盐水——双氧水——生理盐水的顺序连续冲洗 3 遍，然后用手术镊或小棉球轻轻除去伤口内的污染物、血凝块和异物。

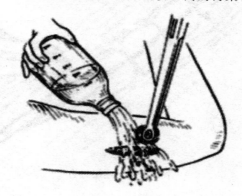

图 11-1　冲洗伤口

3. 麻醉、消毒铺巾

戴无菌手套，麻醉，碘酊、酒精棉球消毒皮肤，铺无菌巾。

4. 清理伤口

由浅入深逐层检查伤口，清除伤口内异物、血凝块，切除失活组织（图 11-2），仔细止血；清创必须彻底，不留死腔，如果需要可适当扩大伤口；修剪创缘皮肤 1～2mm，使创缘整齐，其余皮肤应尽量保留；无骨膜的游离小骨片应去除，大块的游离骨片清洗后放回原处。

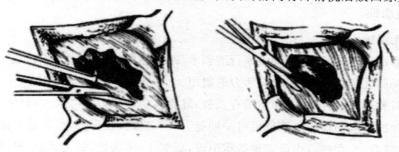

图 11-2　剪除坏死组织

5.修复组织

清创后再次冲洗伤口,消毒皮肤,更换手套和手术器械,重铺无菌巾。彻底止血,修复损伤的重要血管、神经和肌腱等组织。

6.放置引流

根据伤口情况放置不同的引流物。

7.缝合伤口

根据损伤程度及创口污染情况等决定是否缝合,对污染轻的新鲜伤口,可按组织层次逐层缝合(图11-3)。

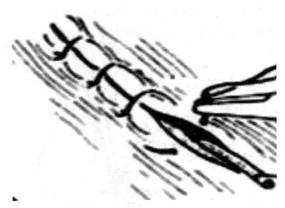

图11-3　逐层缝合

8.包扎固定

覆盖敷料,胶布或绷带固定。

9.清创后处理

协助患者取舒适体位,穿好衣服,整理床单。污染物倒入医疗垃圾桶内,器械等清洗干净,再灭菌。洗手、脱口罩、帽子。

10.术后处理

术后换药,根据情况使用抗生素。

(五)注意事项

(1)严格无菌操作。

(2)尽可能在受伤后6~8小时内施行清创术,越早越好。

(3)清创要彻底,又要尽量保留有活力的组织。

(4)缝合时要逐层对合整齐,切勿留有死腔,缝合时切口张力不可太大,避免切口裂开。

(5)污染轻的新鲜伤口彻底清创后可一期缝合;伤口较大较深者,可放置引流条;污染较重的伤口应延期缝合,先在伤口内放置油纱布引流,观察4~7天后,如无感染,再缝合。

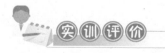

实训流程

护士准备、看视频

　　熟悉实训内容及用物准备

评估患者及环境

　　判断伤口的位置、准备手术室

安置体位

　　根据伤口的位置可安置仰卧位

冲洗、消毒铺单

　　生理盐水—双氧水—生理盐水的顺序连续冲洗 3 遍

局部麻醉

清理坏死组织

　　注意从外向内逐层清理

更换器械、手术衣、手套

　　冲洗伤口及创腔

修复组织

　　组织修复顺序为静脉、动脉、骨、神经、肌、筋膜
　　皮下脂肪、皮肤

安置引流管、缝合皮肤、包扎

术后换药、使用抗生素

术后整理、记录

根据操作进行评估

实训评价

详见考核参考标准。

实训十一 清创术考核参考标准

项　目	要　求	量分	得分
用物准备	消毒用品、生理盐水、抗生素、切开包、引流物、麻药、注射器、模型人、课件视频 （缺一种扣 2 分）	20	
实 训 操 作	1.评估患者 2.选择麻醉 3.安置体位 4.选择切口 5.切开皮肤 6.分离皮下及肌肉 7.打通纤维隔放出脓液、留标本细菌培养药敏试验 8.冲洗脓腔 9.放置引流 10.包扎 11.术后换药 12.用物整理 （缺少一步扣 5 分） 提问注意事项 （每说错一个项目扣 5 分）	60	
熟练 程度	10 分钟内完成 手术野充分暴露、体位舒适，固定牢靠安全	5 5	
职业规范 行为	1.服装、鞋帽整洁 2.仪表大方、举止端庄 3.态度和蔼	4 3 3	

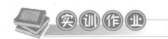

书写实验报告。

实训十一　清创术实验报告

姓名		实训日期		学号	
班级		带教老师		评分	

一、实训目的

二、用物准备

三、清创术的步骤及要点

四、注意事项

老师签名：

批阅时间：

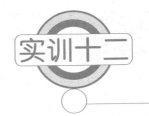

换药术

实训十二

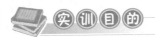

(1)掌握换药、拆线的步骤、方法和注意事项。

(2)掌握换药顺序、间隔、原则、拆线的时间。

(3)掌握各类伤口的处理原则。

(4)熟悉换药的概念和目的。

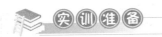

1.护士准备

着装符合要求,戴好口罩、帽子,修剪指甲,洗手。

2.患者准备

告知、解释,争取患者配合。

3.物品准备

无菌换药包一个(内放弯盘两个,无菌镊子 2 把、拆线剪刀一把、棉球数个、无菌纱布数块),碘伏溶液,胶布或绷带,根据伤口情况可备无菌生理盐水、无菌注射器、引流物、血管钳、探针、凡士林纱布或雷夫诺尔纱条。模型人,课件视频等。

4.环境准备

光线充足,温度适宜,屏风遮挡。操作前半小时停止一切清扫工作,最好在换药室内换药。

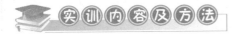

(一)实训方法

教师讲解换药理论知识,示教后,学生分组练习,教师巡回视察指导练习,实训结束前,每组抽查一名学生操作、评估,做出总结。

(二)换药的概念

换药又称更换敷料,包括检查伤口、除去脓液和分泌物、清洁伤口及覆盖敷料,是预防和控制创面感染,消除妨碍伤口愈合因素,促进伤口愈合的一项重要外科操作。

(三)换药目的

(1)观察伤口愈合情况,给予相应的治疗和处理。

(2)去除异物及坏死组织,减少细菌的繁殖和分泌物对局部组织的刺激。

(3)清洁创面。

(4)引流通畅。

(5)促进组织生长,促进伤口愈合,减少瘢痕形成。

(四)换药的适应证

(1)无菌手术或污染性手术术后 3～4 天需要观察伤口情况者。

(2)估计手术后伤口出血、渗血,敷料被渗出分泌物浸湿,外层敷料已被血液或渗液浸透者,伤口敷料松脱、移位、错位或被大、小便污染或鼻、眼、口分泌物污染者。

(3)伤口内放置引流物松动、部分拔除或需全部拔除者。

(4)缝合伤口已愈合需拆除切口缝线者。

(5)伤口已化脓感染,需要定时清除坏死组织、脓液和异物者。

(6)需要定时局部外用药物治疗者或对手术前创面局部进行清洁、湿敷者。

(7)各种瘘管漏液过多者。

(五)换药原则

(1)换药过程遵守无菌原则。

(2)清除失活坏死组织。

(3)保持、促进肉芽生长。

(4)促进伤口愈合。

(六)评估患者

(1)患者的伤口情况,根据伤口情况准备换药用品。

(2)了解患者的心理状况,向患者讲解换药的目的和意义,消除患者的心理恐惧。患者保持合适体位,既有利于患者舒适,也有利于医生换药。

(3)根据患者能否运动,决定换药地方,能行走的在换药室进行,否则在病床进行。

(七)换药操作

1.除去敷料

观察伤口情况(揭开纱布要顺着伤口方向揭,垂直揭开易使伤口再裂开),外层绷带和敷料用手取下(图 12-1),紧贴创口的一层敷料用镊子揭去,揭除敷料的方向与伤口纵轴方向平行,以减少疼痛。夹拿器械时,镊子一定要夹持端朝下,不允许平行或倒置使用。

2.消毒

具体操作程序如下。

(1)双镊换药使用:左手持一把无菌镊子将药碗内的碘伏棉球传递给右手的一把镊子。右

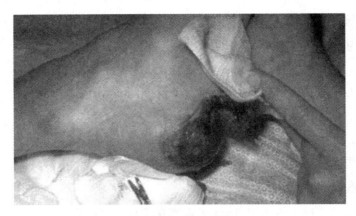

图 12-1 揭去敷料

手持碘伏棉球消毒缝合伤口及周围皮肤,一般应达伤口周围 5cm(图 12-2)。清洁伤口先由创缘向外擦洗;化脓及感染创口由外向创缘擦拭,擦拭过程中注意动作轻柔,碘伏棉球勿过干或过湿,过干创面不能彻底消毒,过湿易使碘伏流入创口引起疼痛和损伤组织。

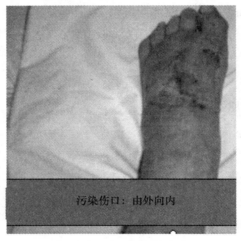

污染伤口:由外向内

图 12-2 伤口消毒

(2)清洗创面:同样方法使用无菌镊子夹取药碗内的盐水棉球,递至右手镊子,轻轻清洗创口,禁用干棉球擦洗创口,以防损伤肉芽组织。

(3)创面处置:轻轻剔除过度生长的肉芽组织、腐败组织或异物等,必要时用拆线剪剪去坏死组织(图 12-3),观察伤口深度、愈合情况及有无引流不畅等情况,再用盐水棉球清除沾染皮肤上的分泌物。用碘伏棉球消毒伤口。

3. 包扎固定

覆盖无菌纱布、粘贴胶布。如需用绷带者包扎,注意松紧要适度(图 12-4)。正确的胶布粘贴应与肢体纵轴垂直。一般创面可用消毒凡士林纱布覆盖,必要时用引流物,上面加盖纱布或者棉垫,包扎固定,交待注意事项。

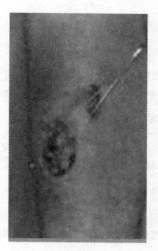

图 12-3　创面处置

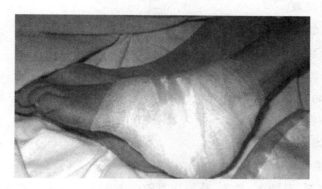

图 12-4　创面包扎固定

(八)换药注意事项

1.评估患者

换药前认真评估患者身心及伤口情况,根据伤口情况准备换药敷料和用品。

2.严格无菌

换药者操作严格遵守无菌外科技术,始终保持一把镊子夹持无菌棉球、敷料,另一把夹持接触伤口的敷料、粘染伤口分泌物的敷料等。若内层敷料已与创面结成痂,可用无菌盐水浸透再揭除,以免损伤肉芽组织引起创面出血。操作时动作轻柔,以免增加患者疼痛感。

3.换药时间

合理掌握换药的间隔时间及拆线时间。

4.污物处置

换药完毕,所用物品不得随意丢弃,医用垃圾放入黄色医用垃圾袋内,器械放回指定位置,统一给予消毒处理。认真洗净双手。

(九)常用药液的选择

1.盐水

盐水有增进肉芽组织营养及吸附创面分泌物的作用,对肉芽组织无不良刺激。等渗盐水棉球及纱布用于清洁创面,创面湿敷,充填脓腔;等渗盐水溶液用于冲洗创腔;3%～10%盐水具有较强脱水作用,用于肉芽水肿明显的创面。

2.3%双氧水

3%双氧水与组织接触后分解释放出氧,具有杀菌作用。用于冲洗外伤伤口、烧伤或恶臭的伤口,尤其适用于厌氧菌感染的伤口。

3.0.02%高锰酸钾溶液

0.02%高锰酸钾溶液分解释放氧缓慢,但作用持久,具有清洁、除臭、防腐和杀菌作用。用于洗涤腐烂恶臭、感染的伤口,尤其适用于疑有厌氧菌感染、肛门和会阴部伤口。临床上常采用1:5000溶液进行湿敷。

4.0.1%雷佛奴尔(黄纱条)、0.02%呋喃西林溶液

本品有抗菌和杀菌作用。用于感染创面的清洗和湿敷。

5.攸琐(漂白粉、硼酸)溶液

本品具有杀菌,防腐除臭,溶解坏死组织的作用。用于脓液及腐死组织多、恶臭的伤口清洗和湿敷。本制剂应密闭避光保存,不能久置,放置时间不宜超过一周。大面积伤口不宜应用,以免吸收过多氯离子。

6.聚乙烯吡酮碘(PVP-I)

本品为新型杀菌剂,对细菌、真菌、芽胞均有效。0.05%～0.15%溶液用于黏膜、创面、脓腔冲洗;1%溶液用于敷盖无菌切口;1%～2%溶液用于湿敷感染创面,最适用于慢性下肢溃疡和癌性溃疡。

7.抗生素溶液

常用有0.5%新霉素溶液、0.16%庆大霉素、0.5%金霉素、2%杆菌肽、2%～5%春雷霉素等溶液,用于等待二期缝合的污染伤口、较大创面(如烧伤)植皮前的创面湿敷,敷料应每日更换1次。氯霉素滴丸直接植入感染创面,1粒/cm²,每日1次。

8.1%～2%苯氧乙醇溶液

本品对绿脓杆菌具有杀菌作用,效果最好,采用创面连续湿敷。

9.0.01%～0.05%新洁尔灭和0.02%洗必太溶液

本品用于伤口清洁,后者灌洗切口优于前者。

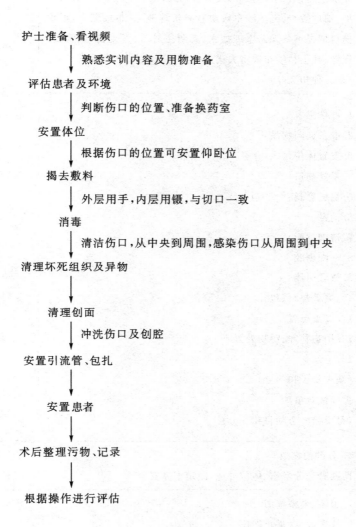

实训流程

护士准备、看视频
↓ 熟悉实训内容及用物准备
评估患者及环境
↓ 判断伤口的位置、准备换药室
安置体位
↓ 根据伤口的位置可安置仰卧位
揭去敷料
↓ 外层用手,内层用镊,与切口一致
消毒
↓ 清洁伤口,从中央到周围,感染伤口从周围到中央
清理坏死组织及异物
↓
清理创面
↓ 冲洗伤口及创腔
安置引流管、包扎
↓
安置患者
↓
术后整理污物、记录
↓
根据操作进行评估

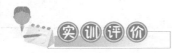

实训评价

详见考核参考标准。

实训十二　换药术考核参考标准

项　目	要　求	量分	得分
用物准备	无菌换药包一个(内放弯盘两个,无菌镊子 2 把、拆线剪刀一把、棉球数个、无菌纱布数块),碘伏溶液,胶布或绷带,根据伤口情况可备无菌生理盐水、无菌注射器、引流物、血管钳、探针、凡士林纱布或雷夫诺尔纱条。模型人,课件视频 (缺一种扣 2 分)	20	
实训操作	1.评估患者 2.准备换药物品 3.安置体位 4.暴露伤口 5.揭去敷料 6.消毒 7.清理创面 8.冲洗创腔 9.放置引流 10.覆盖敷料、包扎 11.安置患者 12.用物整理、污物处置 13.记录 (缺少一步扣 5 分) 提问注意事项 (每说错一个项目扣 5 分)	60	
熟练程度	10 分钟内完成 换药野充分暴露、体位舒适,固定牢靠安全	5 5	
职业规范行为	1.服装、鞋帽整洁 2.仪表大方、举止端庄 3.态度和蔼	4 3 3	

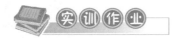

书写实验报告。

实训十二　清创术实验报告

姓名		实训日期		学号	
班级		带教老师		评分	

一、实训目的

二、用物准备

三、换药的基本步骤及要点

四、注意事项

老师签名：

批阅时间：

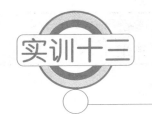

实训十三 **骨折固定术**

骨折固定术包括石膏固定术、小夹板固定术、牵引固定术（包括皮牵引术、骨牵引术）。

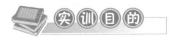

实训目的

（1）掌握石膏固定术、小夹板固定术及牵引固定术的配合和护理。

（2）熟悉石膏固定术、小夹板固定术及牵引固定术的操作步骤和注意事项。

（3）能进行骨折固定配合和护理。

一、石膏固定术

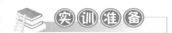

实训准备

1.护士准备

着装符合要求、戴好口罩帽子、修剪指甲、洗手。

2.患者准备

告知、解释，争取患者配合。

（1）向患者及家属交待包扎注意事项及石膏固定的必要性。

（2）用肥皂水洗净患肢，有伤口者先行换药。

3.物品准备

适当大小石膏绷带卷、温热水（约40℃）、石膏刀、剪、针、线、衬垫物、颜色笔、水桶、课件视频。

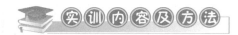

实训内容及方法

（一）实训方法

教师讲解石膏固定理论知识，看视频、示教后，学生分组练习，教师巡回视察指导练习，实训结束前，每组抽查一名学生操作、评估，做出总结。

(二)适应证

1.稳定性骨折复位后

脊柱压缩复位、关节脱位复位后、骨折开放复位及内固定后以及关节扭伤、韧带撕裂及撕脱等。

2.术后促进愈合及防止病理性骨折

如神经吻合、肌腱移植、韧带缝合、关节融合固定、截骨术、骨移植、关节移植、显微外科、骨髓炎等术后。

3.纠正先天性畸形

如先天性髋关节脱位、先天性马蹄内翻足的畸形矫正等。

4.骨病

对慢性骨关节病、骨关节感染及颈椎病等的治疗及手术前后包括脊柱手术前、后石膏床等。

(三)禁忌证

禁忌证主要指全身情况差,尤其心肺功能不全的年迈者,以及不可有胸腹部包扎石膏绷带者。

(四)优点

(1)良好的塑形性能。

(2)石膏干固后,十分坚实,固定可靠。

(3)在石膏管型中,通过楔形切开矫正骨折残存的成角畸形。

(五)缺点

(1)创伤后的进行性肿胀,容易引起压迫而致血运障碍,甚至肢体坏死。

(2)肢体肿胀消退后,又因石膏过松而致骨折再移位。

(3)长期固定可以引起关节僵硬,肌肉萎缩,甚至严重的功能障碍。

(六)操作方法

(1)测量需固定肢体长短后把石膏绷带来回折叠、厚度 8～12 层;然后把两头叠起成卷状。

(2)把叠好的石膏卷轻轻放入温水桶内,停止冒泡后用两手持卷的两头取出石膏,往当中轻挤,使水分挤出。快速摊平石膏且放置好衬垫。

(3)用棉花保护骨突处后快速把石膏放置于需固定肢体上成托状(放在肢体的背侧),用绷带快而不乱地包扎,患者的肢体应保持稳定不动,直到石膏成硬块起到固定作用止。

(4)水盆内的石膏糊不可倾入下水道,以防堵塞,应投入垃圾筒内。

(七)固定时注意的要点

(1)严格遵守三点固定的原理。

(2)充分做到良好的塑形。

（3）掌握合理的关节固定位置。

（4）防止压疮。

（5）严密观察。

（八）固定期间的护理

（1）先将肢体置于功能位，用器械固定或专人扶持，并保持该位置直至石膏包扎完毕、硬化定型为止。扶持石膏时应用手掌，禁用手指。

（2）缠绕石膏时要按一定方向沿肢体表面滚动，切忌用力抽拉绷带，并随时用手抹平，使各层相互粘合。

（3）在关节部位应用石膏条加厚加固，搬动时要防止石膏折断，过床后要用枕头或沙袋垫平。

（4）石膏包扎后应注明日期及诊断。

（5）石膏未干固以前，注意凸出部勿受压，以免凹陷压迫皮肤，引起压迫性溃疡。

（6）为加速石膏凝固，可在温水中加放少许食盐，天气潮湿可用电炉、电吹风等方法烘干。

（7）石膏固定应包括骨折部位的远近端两个关节。肢体应露出指（趾）端以便于观察。

（8）术后应密切观察，尤其最初六个小时。如有下列情况，应及时切开或拆除石膏。

1）肢体明显肿胀或剧痛。

2）肢体有循环障碍或神经受压。

3）不明原因的高热，疑有感染可能的病例。

（9）石膏松动、变软失效，应及时更换。

（10）应鼓励患者活动未固定的关节，固定部位的肌肉应做主动收缩、舒张的锻炼，以促进血液循环，防止肌肉萎缩及关节僵硬。

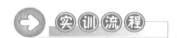

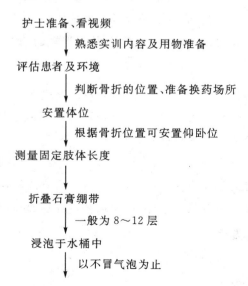

护士准备、看视频

↓ 熟悉实训内容及用物准备

评估患者及环境

↓ 判断骨折的位置、准备换药场所

安置体位

↓ 根据骨折位置可安置仰卧位

测量固定肢体长度

↓

折叠石膏绷带

↓ 一般为8～12层

浸泡于水桶中

↓ 以不冒气泡为止

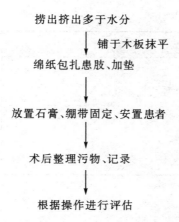

捞出挤出多于水分

↓　铺于木板抹平

绵纸包扎患肢、加垫

↓

放置石膏、绷带固定、安置患者

↓

术后整理污物、记录

↓

根据操作进行评估

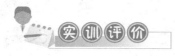

详见考核参考标准。

实训十三　石膏固定术考核参考标准

项　目	要　求	量分	得分
用物准备	石膏绷带卷、温热水（约40℃）、石膏刀、剪、针、线、衬垫物、颜色笔、水桶、课件视频 （缺一种扣2分）	20	
实训操作	1. 评估患者 2. 有伤口换药 3. 安置体位 4. 暴露肢体 5. 测量长度 6. 折叠石膏 7. 温水浸泡 8. 捞出挤出多余水分 9. 木板上抹平 10. 肢体缠绵纸、加垫 11. 放置石膏固定 12. 用物整理、污物处置 13. 记录 （缺少一步扣5分） 提问注意事项 （每说错一个项目扣5分）	60	

项　目	要　求	量分	得分
熟练 程度	10分钟内完成	5	
	石膏长短、厚度要恰当；操作要快而不乱	5	
职业规范 行为	1.服装、鞋帽整洁	4	
	2.仪表大方、举止端庄	3	
	3.态度和蔼	3	

二、小夹板固定术

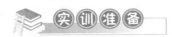

1.护士准备

着装符合要求、戴好口罩帽子、修剪指甲、洗手。

2.患者准备

告知、解释,争取患者配合。

(1)向患者及家属交待包扎注意事项及小夹板固定的必要性。

(2)用肥皂水洗净患肢,有伤口者先行换药。

(3)清洁患肢,皮肤有擦伤、水疱者,应先换药或抽空水疱。

3.物品准备

夹板、纸压垫、绷带、棉垫和束带等。

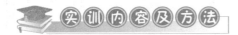

(一)实训方法

教师讲解小夹板固定理论知识,看视频、示教后,学生分组练习,教师巡回视察指导练习,实训结束前,每组抽查一名学生操作、评估,做出总结。

(二)适应证

适用于四肢长管骨闭合性骨折,在复位后能用小夹板固定、维持对位者。

(三)禁忌证

(1)错位明显的不稳定性骨折。

(2)伴有软组织开放性损伤、感染及血循环障碍者。

(3)躯干骨骨折等难以确实固定者。

(4)昏迷或肢体失去感觉功能者。

(四)操作步骤

(1)纸压垫要准确地放在适当位置上,并用胶布固定,以免滑动。

(2)捆绑束带时用力要均匀,其松紧度应使束带在夹板上可以不费力地上下推移1cm为宜。

(3)在麻醉未失效时,搬动患者应注意防止骨折再移位。

(4)骨折复位后4天以内,可根据肢体肿胀和夹板的松紧程度,每日适当放松一些,但仍应以能上下推移1cm为宜;4天后如果夹板松动,可适当捆紧。

(5)开始每周酌情透视或拍片1~2次;如骨折变位,应及时纠正或重新复位。必要时改做石膏固定。

(6)2~3周后如骨折已有纤维连接可重新固定,以后每周在门诊复查1次,直至骨折临床愈合。

(7)及时指导患者功能锻炼。

(五)固定期间护理

(1)抬高患肢,密切观察患肢血运。如有剧痛、严重肿胀、青紫、麻木、水疱等,应随时报告医师及时处理。

(2)按医嘱适时组织、指导和帮助患者,有步骤地进行功能锻炼。

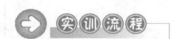

实训流程

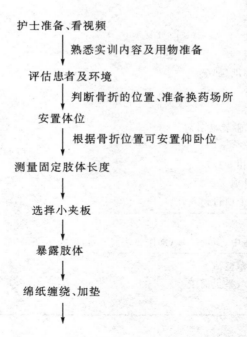

护士准备、看视频

↓ 熟悉实训内容及用物准备

评估患者及环境

↓ 判断骨折的位置、准备换药场所

安置体位

↓ 根据骨折位置可安置仰卧位

测量固定肢体长度

↓

选择小夹板

↓

暴露肢体

↓

绵纸缠绕、加垫

↓

放置夹板

↓

扎紧扎带、安置患者

↓

术后整理污物、记录

↓

根据操作进行评估

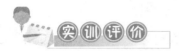

详见考核参考标准。

实训十三　小夹板固定术考核参考标准

项　目	要　求	量分	得分
用物准备	夹板、纸压垫、绷带、棉垫和束带、课件视频 （缺一种扣4分）	20	
实 训 操 作	1.评估患者 2.有伤口换药 3.安置体位 4.暴露肢体 5.测量长度 6.选择加板 7.肢体缠绵纸、加垫 8.扎紧扎带 9.安置患者 10.用物整理、污物处置 11.记录 （缺少一步扣5分） 提问注意事项 （每说错一个项目扣5分）	60	
熟练 程度	10分钟内完成 固定松紧适中、血运正常；操作要快而不乱	5 5	
职业规范 行为	1.服装、鞋帽整洁 2.仪表大方、举止端庄 3.态度和蔼	4 3 3	

三、皮牵引术

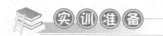

1. 护士准备

着装符合要求、戴好口罩帽子、修剪指甲、洗手。

2. 患者准备

告知、解释，争取患者配合。

(1)向患者及家属交待皮牵引固定的必要性。

(2)用肥皂水洗净患肢，有伤口者先行换药。

(3)清洁患肢，皮肤有擦伤、水疱者，应先换药或抽空水疱。

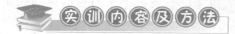

皮牵引带牵引

(一)实训方法

教师讲解皮牵引固定理论知识，看视频、示教后，学生分组练习，教师巡回视察指导练习，实训结束前，每组抽查一名学生操作、评估，做出总结。

(二)皮牵引目的

皮肤牵引是将牵引力直接加于皮肤，间接牵拉骨骼。

(三)物品准备

皮牵引带(根据肢体的粗细选择)、棉垫、牵引架、线绳、牵引锤。

(四)操作步骤

(1)核对医嘱，评估患者。

(2)在皮牵引带上、下两端垫上棉垫，用皮牵引带裹敷患肢，注意松紧适度。

(3)将皮牵引带调整至肢体功能位置，保持持续牵引。

头带牵引

(一)物品准备

颌枕带、扩展弓、滑轮、牵引绳、牵引锤。

(二)操作步骤

(1)核对医嘱，评估患者。

(2)患者取坐位或卧位、半卧位，用颌枕带托住下颌和后枕部，用扩展弓穿入颌枕带两端孔内，使两侧牵引带保持比头稍宽的距离，于扩展弓中央系一牵引绳，置于床头滑轮上，加上重量牵引。

骨盆牵引

(一)物品准备

骨盆带、牵引架、滑轮、重锤及锤托、牵引绳。

(二)操作步骤

(1)核对医嘱,评估患者。

(2)用骨盆带包托于骨盆,其宽度的 2/3 在髂嵴以上的腰部,两侧各 1 个牵引带牵引。

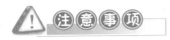

(1)皮牵引是使用胶布或皮套等包裹患侧肢体进行牵引,进而维持骨折的复位和稳定。

(2)主要用于 12 岁以下儿童,及老年人的稳定的粗隆间骨折或手术前后的辅助固定治疗等。

(3)牵引重量不超过 5kg,随时观察血运神经症状改变。

(4)一般维持 3～4 周。

(5)其牵引力通过皮肤、筋膜、肌肉,间接达于骨或关节。

(6)皮肤有创伤、炎症、溃疡、粘膏过敏以及静脉曲张等疾患者,不宜使用。

(7)皮牵引操作前,应将局部皮肤洗净、剃除毛发。

(8)皮套牵引的患者要注意观察牵引处皮肤的完整性,如有发红或破溃应及时放松,稍后牵引,每天应适度放松休息。胶布皮牵引应观察患者情况,如有牵引处体液渗出应及时放松,扩大或者缩小牵引范围,并及时处理。

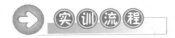

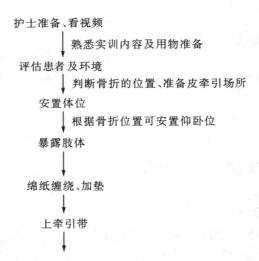

护士准备、看视频
 熟悉实训内容及用物准备
评估患者及环境
 判断骨折的位置、准备皮牵引场所
安置体位
 根据骨折位置可安置仰卧位
暴露肢体

绵纸缠绕、加垫

上牵引带

悬挂牵引重量、安置患者

↓

术后整理污物、记录

↓

根据操作进行评估

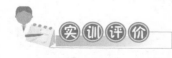 实训评价

详见考核参考标准。

实训十三　皮牵引固定术考核参考标准

项　目	要　求	量分	得分
用物准备	夹板、纸压垫、绷带、棉垫和束带、课件视频 （缺一种扣 4 分）	20	
实训操作	1.评估患者 2.有伤口换药 3.安置体位 4.暴露肢体 5.测量长度 6.选择皮牵引带 7.肢体缠绵纸、加垫 8.扎紧扎带、悬挂重量、调整位置 9.安置患者 10.用物整理、污物处置 11.记录 （缺少一步扣 5 分） 提问注意事项 （每说错一个项目扣 5 分）	60	
熟练程度	10 分钟内完成	5	
	固定松紧适中、血运正常；操作要快而不乱	5	
职业规范行为	1.服装、鞋帽整洁	4	
	2.仪表大方、举止端庄	3	
	3.态度和蔼	3	

四、骨牵引术

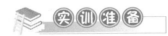 实训准备

1. 护士准备

着装符合要求,戴好口罩帽子、修剪指甲、洗手,熟悉实训内容。

2. 患者准备

告知、解释,争取患者配合。

(1)向患者及家属交待骨牵引固定的必要性。

(2)用肥皂水洗净患肢,有伤口者先行换药。

(3)清洁患肢,皮肤有擦伤、水疱者,应先换药或抽空水疱。

3. 物品准备

牵引床、牵引架、牵引弓、牵引针、课件视频、注射器、麻药、骨牵引包。

牵引绳:无伸缩性,结实光滑,以尼龙绳、细麻绳好。

滑车:光滑,转动灵活,固定牢固。

牵引重量:可选用 0.5kg、1.0kg、2.0kg、5.0kg 重的牵引锤或砂袋,根据患者病情变化进行牵引重量的增减。牵引锤必须有重量标记,以利于计算牵引总重量。

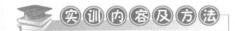 实训内容及方法

(一)实训方法

教师讲解骨牵引固定理论知识,看视频、示教后,学生分组练习,教师巡回视察指导练习,实训结束前,每组抽查一名学生操作、评估,做出总结。

(二)骨牵引目的和作用

(1)骨折、脱位的复位和维持复位后的稳定。

(2)矫正和预防关节屈曲挛缩畸形。

(3)肢体制动减少了局部刺激,减轻了局部炎症扩散。

(4)解除肌肉痉挛,改善静脉血液回流,消除肢体肿胀。

(5)使关节置于功能位,便于关节活动,防止肌肉萎缩。

(6)便于患肢伤口的观察、冲洗和换药。

(三)优缺点

优点骨牵引力量较大,持续时间长,可达到有效调节。缺点有创性,要预防感染。

(四)操作步骤

(1)放好体位,划好标记,常规消毒,铺无菌巾。

(2)手术者在牵引针进出口处,采用局部浸润麻醉方法,由皮肤直至骨膜下,助手固定患

肢,皮肤轻向近心端牵拉。

(3)手术者用骨钻,将牵引针直接穿入皮肤,按进出口位置,垂直于骨干钻入。

(4)用酒精纱块保护针的进出口。

(5)安装牵引弓、牵引架,按所需重量进行牵引。床脚抬高。

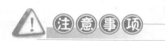

(1)经常检查牵引架的位置,如有错位或松动,应及时纠正。

(2)注意牵引绳是否受阻,注意牵引重量是否合适。重锤应离地面26cm左右。

(3)注意牵引针出入口处有无感染,有否移位,每天用75%酒精滴在纱布上,以防感染。

(4)患肢牵引轴线是否符合要求,有否旋转,成角畸形。

(5)注意肢体皮温、色泽,有否血循环不良或神经受压现象。

(6)骨折或脱位病例,除上述各项外,还应注意:

1)每天测量、并记录肢体长度变化情况。

2)应按患者具体情况、不同类型骨折,及时调整牵引重量。

3)视情况有规律地指导患者做肌肉运动及关节功能锻炼。

4)按术前或术后要求,及时调整牵引角度。

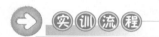

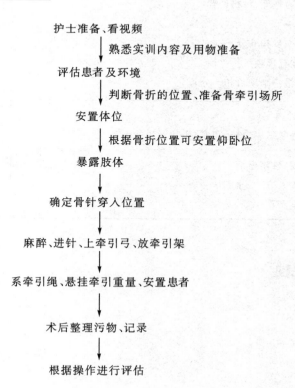

护士准备、看视频
↓
熟悉实训内容及用物准备

评估患者及环境
↓
判断骨折的位置、准备骨牵引场所

安置体位
↓
根据骨折位置可安置仰卧位

暴露肢体
↓
确定骨针穿入位置
↓
麻醉、进针、上牵引弓、放牵引架
↓
系牵引绳、悬挂牵引重量、安置患者
↓
术后整理污物、记录
↓
根据操作进行评估

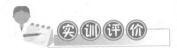

详见考核参考标准。

实训十三　骨牵引固定术考核参考标准

项　目	要　求	量分	得分
用物准备	牵引床、牵引绳、牵引架、牵引弓、牵引针、课件视频、注射器、麻药、骨牵引包 （缺一种扣2分）	20	
实训操作	1.评估患者 2.有伤口换药 3.安置体位 4.暴露肢体 5.选定骨牵部位 6.麻醉 7.进针、处理针孔 8.安牵引弓、系牵引绳、悬挂重量、调整位置 9.安置患者 10.用物整理、污物处置 11.记录 （缺少一步扣5分） 提问注意事项 （每说错一个项目扣5分）	60	
熟练程度	10分钟内完成	5	
	固定松紧适中、血运正常；操作要快而不乱	5	
职业规范行为	1.服装、鞋帽整洁	4	
	2.仪表大方、举止端庄	3	
	3.态度和蔼	3	

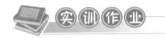

书写实验报告。

实训十三　骨折固定术实验报告

姓名		实训日期		学号	
班级		带教老师		评分	

一、实训目的

二、用物准备

三、石膏固定的基本步骤及要点

四、石膏固定注意事项

五、小夹板固定的基本步骤及要点

六、小夹板固定注意事项

七、牵引固定的基本步骤及要点

八、牵引固定注意事项

老师签名：

批阅时间：

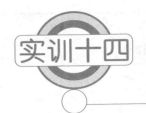实训十四 骨折患者搬运术

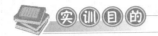 实训目的

(1)掌握骨折患者的搬运方法和注意事项。

(2)熟悉骨折患者的搬运技巧。

(3)能对骨折患者进行搬运护理。

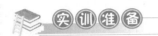 实训准备

1.护士准备

着装符合要求,戴好口罩帽子、修剪指甲、洗手,熟悉实训内容。

2.患者准备

告知、解释,争取患者配合。

(1)向患者及家属交待骨折搬运的必要性。

(2)有伤口者先行包扎,有出血者进行结扎止血。

(3)现行夹板临时固定,避免继续损伤。

3.物品准备

敷料、绷带、止血带、夹板、扎带、平车、担架、固定带等。

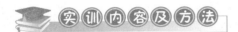 实训内容及方法

(一)实训方法

教师讲解骨折搬运理论知识,看视频、示教后,学生分组练习,教师巡回视察指导练习,实训结束前,每组抽查一名学生操作、评估,做出总结。

骨折患者搬运时,先进行伤口包扎、固定、止血后再进行搬运。

(二)搬运方法

骨折患者的搬运方法有以下几种。

1.单人搬动

(1)背负法:多用于伤员不能自行行走,救护人员只有一人之时。对于神志不清者,可采用交叉双臂紧握手腕的背负法(图14-1)。对于神志清醒的伤员可采用普通背负法,只要抓紧伤员的手腕使其不要左右摇晃即可。

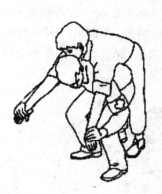
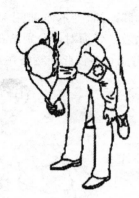

图 14-1　背负法

（2）抱持法：救护者一手抱其背部，一手托其大腿将伤员抱起（图 14-2）。若伤员还有意识可让其一手抱着救护者的颈部。

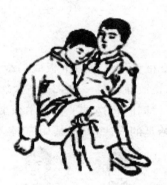

图 14-2　抱持法

（3）拖拉法：如果伤员较重，一人无法背负或抱持时。救护者可从后面抱住伤员将其拖出。也可用大毛巾将伤员包好，然后拉住毛巾的一角将伤员拉走。

2.双人搬运法

（1）拉车法：两名救护者，一个站在伤员的头部两手伸于腋下，将其抱入怀中（图 14-3）；

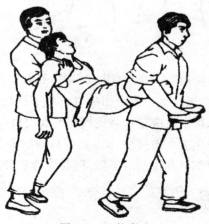

图 14-3　拉车法

另一人站在伤员的两腿之间,骨不连,抱住双腿。两人步调一致将伤员抬起运走。

(2)椅托法:两名救护者面对面分别站在伤员两侧,各伸出一只手放于伤员大腿之下并相至握紧(图14-4),另一只手彼此交替搭在对方肩上,起支持伤员背部的作用。

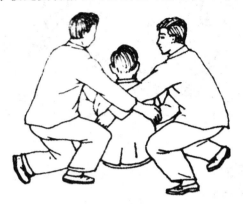

图14-4 椅托法

3.多人搬运法

(1)脊椎外伤伤员的搬运:对脊椎伤伤员应用木板或门板搬运,方法是先使伤员两下肢伸直,两上肢也伸直并放于身旁。木板放在伤员一侧,2～3人扶伤员躯干(图14-5),使其成一整体滚动移至木板上,或3人用手臂同时将伤员平托至木板上。注意不要使伤员的躯干扭转,切忌使用搂抱,或一人抬头、一人抬足的方法,同时禁用凉椅、藤椅之类的工具运送伤员。

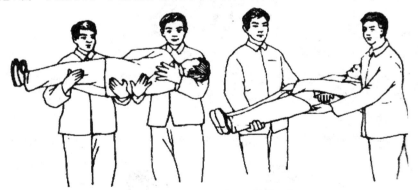

图14-5 双人搬动

(2)颈椎外伤伤员的搬运:应由4人搬运(图14-6),要有专人托扶其头颈部,沿纵轴方向略加牵引,并使头颈部随躯干一同滚动。或由伤员自己双手托住头部后再缓慢搬移。严禁随意强行搬动头部。伤员躺在木板上时应用沙袋或折好的衣物放在其颈部的两侧加以固定。

(3)胸腰段脊柱损伤:可采用三人搬运法(图14-7),即三人并排蹲在伤员的同侧,用手分别托住伤员的头、肩、腰部和臀部及并拢的双下肢,同时保持平卧姿势下同步抬起,三人步调一致地向前行进。亦可由2～3人循伤员躯体的纵轴,轻轻就地滚转,将伤员移动到担架上或木板上,脊柱损伤处垫一小垫或衣服。

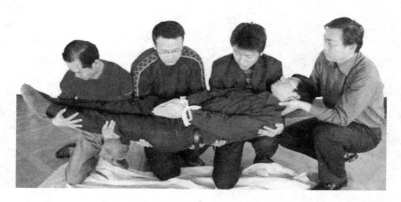

图 14 - 6　四人搬动法

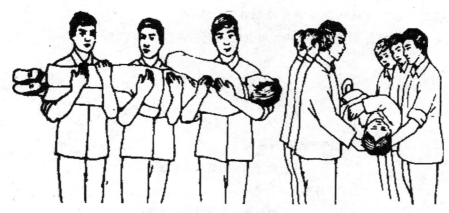

图 14 - 7　三人搬动

（4）合并截瘫的伤员：在运送截瘫伤员时，木板上应铺一柔软的褥垫，伤员衣物里的坚硬物件应及时取出以防压伤。禁用热水袋或盐水瓶等进行保暖以免发生烫伤。

（三）搬运伤员时伤员常采用的体位

1. 仰卧位

适合所有重伤员，可以避免颈部及脊椎的过度弯曲而防止椎体错位的发生；对腹壁缺损的开放伤的伤员，当伤员喊叫屏气时，肠管会脱出，让伤员采取仰卧屈曲下肢体位，可防止腹腔脏器脱出。

2. 侧卧位

排除颈部损伤后，对有意识障碍的伤员，可采用侧卧位。以防止伤员在呕吐时，食物吸入气管。

3. 半卧位

仅有胸部损伤的伤员，在除外合并胸椎、腰椎损伤及休克时，可以采用这种体位，以利于伤员呼吸。

4. 俯卧位

对胸壁广泛损伤，出现反常呼吸而严重缺氧的伤员，可以采用俯卧位。以压迫、限制反常呼吸。

5.坐位

适用于胸腔积液、心衰患者。

(四)在搬运过程中要随时观察伤员的病情变化

(1)在转运过程中,伤员及担架必需严格固定,防止途中颠簸、摆动造成的损害。同时还要密切注意伤员的神志、呼吸、心跳,出现异常立即抢救。采取保暖措施。

(2)伤员自觉口渴难耐时,可用小勺少量喂给伤员,并密切观察伤员的反应,是否出现呛咳、恶心、疼痛加剧的表现,如果出现则立即停止(除神志不清的重伤员,头、胸、腹或四肢受到严重创伤需要手术治疗的伤员)。

(3)对扎止血带的伤员,每隔 40～60 分钟放松一次,每次 1～2 分钟。

(4)抽搐的伤员上下牙齿间垫塞纱布防止咬伤舌部。

(5)危重伤员要做好明显的伤情标志,以便入院后尽快抢救。

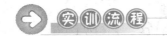

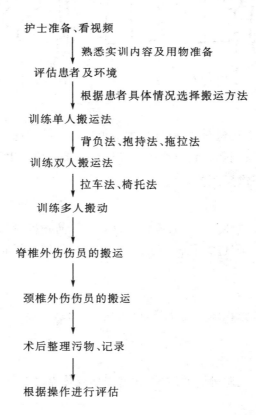

护士准备、看视频

熟悉实训内容及用物准备

评估患者及环境

根据患者具体情况选择搬运方法

训练单人搬运法

背负法、抱持法、拖拉法

训练双人搬运法

拉车法、椅托法

训练多人搬动

脊椎外伤伤员的搬运

颈椎外伤伤员的搬运

术后整理污物、记录

根据操作进行评估

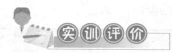

详见考核参考标准。

实训十四　骨折患者搬运术考核参考标准

项　目	要　　求	量分	得分
用物准备	敷料、绷带、止血带、夹板、扎带、平车、担架、固定带等 （缺一种扣 2 分）	20	
实训操作	1.评估患者 2.包扎口换药 3.固定肢体 4.单人搬动 5.双人搬动 6.多人搬动 7.脊椎骨折搬动 8.颈椎骨折搬动 9.安置患者 10.用物整理、污物处置 11.记录 （缺少一步扣 5 分） 提问注意事项 （每说错一个项目扣 5 分）	60	
熟练程度	10 分钟内完成 动作稳健、操作得当;要快而不乱	5 5	
职业规范行为	1.服装、鞋帽整洁 2.仪表大方、举止端庄 3.态度和蔼	4 3 3	

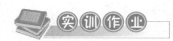

书写实验报告。

实训十四　骨折患者搬运术实验报告

姓名		实训日期		学号	
班级		带教老师		评分	

一、实训目的

二、用物准备

三、骨折患者搬动要点及方法

四、搬动过程中注意事项

老师签名：

批阅时间：

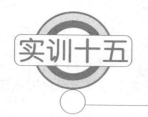

实训十五

腰椎牵引术

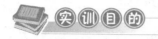

（1）掌握腰椎牵引术的方法和注意事项。

（2）熟悉腰椎牵引术的适应证及禁忌证。

（3）能协助医生进行腰椎牵引，能对腰椎牵引术的患者进行护理。

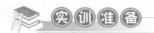

1.护士准备

着装符合要求，戴好口罩帽子，熟悉实训内容。

2.患者准备

告知、解释，争取患者配合。

（1）向患者及家属交待腰椎牵引术的必要性。

（2）教会患者配合方法。

3.物品准备

牵引床、牵引绳、滑轮、牵引重量、腰椎牵引带、棉垫、模型人、课件视频。

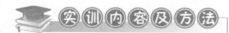

（一）实训方法

教师讲解腰椎牵引术理论知识，看视频、示教后，学生分组练习，教师巡回视察指导练习，实训结束前，每组抽查一名学生操作、评估，做出总结。

（二）适应证

腰椎间盘突出症，尤为造成脊神经损害者；腰椎退行性疾患；腰椎小关节功能障碍、腰椎肌肉疼痛导致的痉挛或紧张等。

（三）禁忌证

下胸腰段脊髓受压、马尾神经综合征、腰椎感染、恶性肿瘤、风湿性关节炎、急性拉伤扭伤、腹疝、裂孔疝、动脉瘤、严重痔疮、严重骨质疏松、急性消化性溃疡或胃食道返流、心血管疾病

（尤其是未控制的高血压病）、严重的呼吸系统疾病、心肺功能障碍、孕妇。

(四)操作方法

1.选择参数

(1)牵引体位:根据患者的病情和治疗需要,选择仰卧位和俯卧位等体位。

(2)腰椎的角度:通常以髋/膝的位置改变腰椎的角度,髋/膝的位置可在全伸展位到90°屈曲范围内调节。

(3)应用模式:根据需要选择持续牵引或间歇牵引。间歇牵引可使患者更为舒适些。

(4)牵引力量:牵引力量的范围应是患者可以接受的范围。通常首次牵引力量选择＞25％体重,适应后逐渐增加牵引力量。常用的牵引力量范围为20～60kg。

(5)治疗时间:大多为10～30分钟。

(6)频度和疗程:频度为1次/天或3～5次/周,疗程为3～6周。

(7)辅助理疗:在牵引治疗前或治疗中可用超短波、红外线等放松局部肌肉。

2.治疗前操作

(1)根据处方,确定选择患者牵引体位,并使患者体位处于正确的牵拉力学立线上。

(2)固定牵引带,骨盆牵引带的上缘应恰好处于髂前上嵴(图15-1),反向牵引带固定于胸廓(或双侧腋下),分别将牵引带系于牵引弓和牵引床头。

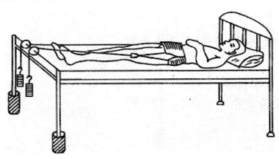

图15-1 骨盆牵引带牵引

3.治疗中操作

(1)设定参数:包括牵引力量、牵引时间、间歇牵引时的牵引间歇时间及断续比例。

(2)治疗调整:每次牵引后,可根据患者牵引后的症状、体征的改变,相应调整牵引力量、时间,一般用渐增力量,根据牵引力的大小相应调整时间,牵引力大则时间要短。

4.治疗后

(1)牵引绳完全放松,控制参数回零后关机。

(2)患者状况再评估。

(3)记录本次牵引的参数,作为下一次治疗的依据。

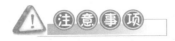

1.患者须知

(1)尽量使自己放松。

（2）症状加重或有不良反应时及时告诉治疗师。

2．工作人员须知

（1）为减少摩擦力可选择滑动的分离式牵引床，骨盆置于滑动部分；治疗前后，锁定分离床，治疗时再开启。

（2）可采用脚凳、枕头等调整患者腰椎角度。

3．排除腰牵禁忌

首先排除腰牵禁忌的疾病，在明确诊断后确需腰椎牵引的，在无危险及方向明了的情况下选择腰椎牵引。

4．放松患处肌肉筋腱

牵引前要使病患处肌肉筋腱放松，如采用局部按摩、拔火罐、热敷、烤电后，使病患处气血畅通无僵硬感再实施腰牵，急性腰椎间盘突出症应经消炎、活血、脱水治疗后，病情逐渐稳定再选择腰牵。

5．捆绑合适

腰椎牵引需胸围捆绑和腰围捆绑，捆绑固定后上下或一侧用力使胸腰分离，以达到牵拉复位的目的。捆绑时一定要松紧合适，如捆绑过紧而增加患者痛苦使肌肉产生紧张，在用力牵引的情况下会加重病情，弄巧成拙。

6．力量均匀

牵拉时力量要均匀，循序渐进，不论快牵还是慢牵都要以患者舒适为度，牵引力不能过大，若牵拉中腰痛或下肢疼痛加重则停止牵引，应改变牵引方式或另图他策。

7．语言交流

牵引中，医者应时刻观察并与患者语言交流，如有不适立刻停止牵引并随症处理。

8．充分休息

腰椎牵引后应让患者充分卧床休息，减少负重和弯腰、扭腰动作，下床时应腰围固定。

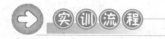

实训流程

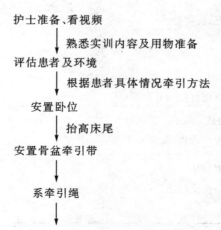

护士准备、看视频
↓　熟悉实训内容及用物准备
评估患者及环境
↓　根据患者具体情况牵引方法
安置卧位
↓　抬高床尾
安置骨盆牵引带
↓
系牵引绳
↓

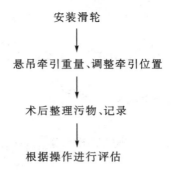

安装滑轮

↓

悬吊牵引重量、调整牵引位置

↓

术后整理污物、记录

↓

根据操作进行评估

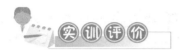

详见考核参考标准。

实训十五　腰椎牵引术考核参考标准

项　目	要　求	量分	得分
用物准备	牵引床、牵引绳、滑轮、牵引重量、腰椎牵引带、棉垫、模型人、课件视频 （缺一种扣2分）	20	
实训操作	1.评估患者 2安置体位 3.上骨盆牵引带 4.系牵引绳 5.安置滑轮 6.悬吊重量 7.调节牵引位置 8.抬高床尾 9.安置患者 10.用物整理、污物处置 11.记录 （缺少一步扣5分） 提问注意事项 （每说错一个项目扣5分）	60	
熟练程度	10分钟内完成 动作稳健、操作得当；要快而不乱	5 5	
职业规范行为	1.服装、鞋帽整洁 2.仪表大方、举止端庄 3.态度和蔼	4 3 3	

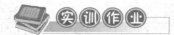

书写实验报告。

实训十五　腰椎牵引术实验报告

姓名		实训日期		学号	
班级		带教老师		评分	

一、实训目的

二、用物准备

三、骨盆牵引要点及方法

四、牵引过程中注意事项

老师签名：

批阅时间：